女人 滋陰先養血

男人 補陽要養精

前言

隨著生活水平提高，人們對健康也越來越關注，這也是「養生熱潮」經久不衰的原因。

「養生」一詞最早見於《莊子·內篇》，所謂「生」，是生命、生存、生長之意；所謂「養」，是調養、保養之意。而「養生」的內涵，一方面在於延長生命，另一方面則在於提高生命的質量。但這「養」裡面也是大有學問，中醫養生講究「因人而異」，比如男人和女人的養生重點就不同。

所謂「男子以精為主，女子以血為主。」也就是說，男子重在「養精」，女子重在「養血」。男子何以「貴在精」呢？首先要明白「精」為何物。中醫所說的「精」不單指精液，而是一個廣泛的概念，主要有兩種，一種是先天之精。正如《黃帝內經·靈樞·決氣》所言：「兩神相搏，合而成形，常先身生，是謂精。」指的是男女生殖之精。

「男女媾精，萬物化生」，兩精的結合形成了具有生命的胚胎，為生命的誕生奠定了基礎，這是先天之精，稟受於父母，從胚胎時期開始，直至衰亡，不斷地滋生化育，維持著人體的正常理功能。先天之精是有限的，只有依賴後天之精的滋養才不致枯竭。後天之精是怎麼來的呢？主要來自於飲食。《存存齋醫話稿》就有「飲食增則津液旺，自能充血生精也」的記載。但無論是先天之精還是後天之精，都藏於腎。「腎者，主蟄封藏之本，精之處也」，腎所藏之精化為腎氣，決定人體生、長、壯、老、死的生命過程，所以想要精足，必先養腎。

與女人相比，男人與腎精的關係更加密切。因為男性的主要生理特點就是生精與排精，男性的腺、性、精、育都與腎精有著密切的關係。「腺」指的是睪丸、附睪、精囊腺、前列腺等男性生殖器官。睪丸、附睪古稱「腎子」，腎陰不足，或腎陽虛微，氣不運水，就有可能發生癃閉及水疝。精囊腺、前列腺則屬於「精室」範疇。唐宗海的《中西匯通醫經精義・下卷》云：「女子之胞，男子名為精室，乃血氣交會，化精成胎之所，最為緊要。」精室貯藏精液，決定人的生育繁衍。男性從十六歲開始，「腎氣盛，天癸至，精氣溢瀉」，這時就會出現遺精、洩精。精子正常，男性才能繁衍後代。如果「天癸竭，精少，腎藏衰」，這個男人的生育能力也就喪失了。「性」與腎精關係也很密切。腎主骨，腎氣至時，陰莖就會勃起，所以腎精虧虛的人往往也會出現性功能障礙。可見，腎精與男人的一生都有著密切的關係，養生的重點也就在於養腎。

再來看女人。中醫認為，女性從十四歲開始，「任脈通，太衝脈盛，月事以時下」，此後身體每個月都會定期失血。任脈主血，如果女人任脈不通，就不會懷孕，月經也不會正常。懷孕之後，胎兒也需要母體的氣血來滋養。女人一旦懷孕，月經就沒了，口味上也會發生一些變化，比如喜歡吃酸，就是因為氣血都去養胎了。肝陰不足，而酸入肝，多吃酸味食物就能達到滋肝陰、養肝血的效果。血不足會出現什麼現象呢？就是血不養胎，易導致流產。比如做過多次人工流產的人，之後想要孩子卻懷不上，就是因為她的氣血耗傷所致。分娩後還要哺乳，而乳汁也是由氣血生化而來。可見女人的經、帶、胎、產都與氣血有著密切的聯繫。

除此之外，氣血與女性容顏的關係也很密切。心主血，其華在面。心血足，面色才會紅潤光澤。肝開竅於目，所以眼睛也需要肝血的滋養。俗話說「人老珠黃」，隨著年齡的增長，眼白也會變得渾濁、發黃、有血絲，這說明肝血不足，眼睛得不到足夠的滋養。還有頭髮，髮為「腎之華，血之餘」，氣血不足，頭髮就會乾枯、發黃、易分叉。所以要保持容顏美麗，就要保證氣血充足。

市面上的養生類書籍雖多，但少有針對男女體質進行專門指導，本書分為女人篇和男人篇，分別根據男女體質的差異，提出具體的養生方法。對於生活中一些常見的養生謬誤，本書也予以糾正。例如，以養腎精來說，中醫講究「肝腎同源」，肝藏血，腎藏精，且肝血和腎精都由水穀精微所化；肝血的生成，有賴於腎中精氣的氣化；腎精的充盛，也有賴於肝中血液的滋養，兩者相根相生。所以補腎的同時也要養肝，只有兩者兼顧才能使陰陽平衡，以恢復正常的生理活動。

再以養氣血來說，現代人只知補，不知通。這就好比買了一大堆貨物卻只囤積在倉庫中一樣，少了流通這個環節，物品應有的價值便得不到體現。若是遇到體內有瘀血的人，還會越補越瘀，導致一些人越是補血就越是血虛。所以，血不僅要補，而且要通，氣血通暢，身體自會健康。

總之，本書內容以實用性為原則，希望能在生活中為您的健康加分！

目錄

血虛則補，有餘則瀉：陰陽平衡是關鍵

第二篇　男人，養身先養精

Part 1

女人，養身先養血

瘀血不盡，新血不生：補血之前先化瘀

由於女性特有的生理結構，經、帶、胎、產等都會大耗氣血，所以女性朋友大多「有餘於氣，不足於血」。血虛了，自然得補，但補血之前，先要做一件事，就是「化瘀」。

中醫有個說法，叫「久病多瘀」。這裡的「瘀」指的就是瘀血。如果把血管比作下水道的話，瘀血就是堵塞管道的垃圾。有這些垃圾的存在，就算補得再多，管道不通，「新血」沒有辦法循環，血還是「死血」。所以在補血之前，一定要把這些垃圾剷除。但化瘀的同時，要避免過度，否則氣血只會被白白地消耗掉。只有秉持中庸之道，才能真正獲得健康！

✦女人「老得快」多因氣鬱血瘀

我們常說，「女人比男人老得快」，原因就在於女性易想不開、易生悶氣，這樣就易使氣機不暢。氣無力行血就會導致血瘀，這時補血只會更加「添堵」。只有將瘀血化開，新血得生，人體臟腑功能才能正常，這樣女人才能既美麗又健康！

中國有句俗話叫「男人三十一朵花，女人三十豆腐渣」。這其中雖有幾分玩笑，卻道出了一個事實，與男人相比，女人老得更快些。在弄清這個問題之前，我們先來看一下人類衰老的原因。關於衰老，早在《黃帝內經》中就有論述，《上古天真論》開篇就提到，女子「五七，陽明脈衰，面始焦，髮始墮。六七，三陽脈衰於上，面皆焦，髮始白。七七，任脈虛，太衝脈衰少，天癸竭，地道不通，故形壞而無子」。可見，人之所以衰老，與氣血盛衰密切相關。再加上女人特殊的生理結構，比如每個月定時來潮的月經，以及懷孕、生產、哺乳等行為，無處不消耗氣血，所以女人血虛的情況相對較多。一些有保健意識的女性為了挽留青春，開始了「補血之旅」，吃的、喝的、用的，統統上陣。有人取得了效果，有的非但無效，還出現了上火症狀。遇到這種情況，要立刻停止補血，因為體內的氣血不是「虛」而是「堵」。

由於一些保健品廠商及某些養生專家的宣傳，女人對氣血的認識越來越深刻，似乎隨時都應該補一補。其實，氣血病最常見的是氣血不足和氣血不暢。前者中醫有個專門的術語，叫「氣血兩虛」。而氣血不暢則指的是「氣滯血瘀」。兩者有什麼區別呢？打個比方來說，前者好比糧食庫存不夠，快沒吃的了；後者是說倉庫中有糧食，卻因為某種原因運不出來。對於前者，自然要提供補給，而後者則是幫其把倉庫裡的糧食運出來，再加以利用。不分青紅皂白只知道補，只會白費力氣、錢財。所以，各位女性朋友不要盲目補血，先弄清情況，辨證施治方有良效。

女性導致血瘀的情況較多，這與性格因素有關。女人心思細膩，有什麼事不願說出來，喜歡一個人生悶氣。中醫認為，「七情內起之鬱，始而傷氣，繼必及血，終乃成勞」。也就是說，憂鬱首先會傷到氣，氣為血帥，氣對血發揮的是推動作用，氣推動無力，必然導致血流緩慢。這就好比水泵與水的關係一樣，水泵動力不足，水就流不動，慢慢地就會瘀積在血管壁上，就像淤泥一樣越積越多，最後導致瘀血。有了瘀血，經脈就會出現瘀堵，血流就會不暢。**「不通則痛」，瘀血凝結在哪裡，哪裡就會出現痛感**。

瘀血還會導致一個現象，就是臉上長斑或痣。有的女性朋友原來皮膚光滑細膩，但臉上慢慢開始出現斑點，色素沉澱越來越多，其實這也是瘀血引起的。《諸病源候論．黑痣候》云：「黑痣者，風邪搏於血氣，變化所生也。夫人血氣充盛，則皮膚潤悅，不生疵瘕，若虛損，則黑痣變生。」也就是說，黑痣是外邪搏於血氣，瘀血結聚而成的。如果人的血氣充盛，運行通暢，皮膚就會光潔細膩，沒有瑕疵。有些人不僅長痣，而且其分布也不均勻，比如左臉多於右臉。這又是怎麼回事呢？**按照中醫理論，肺氣降於右，肝氣升於左。如果肝氣瘀滯，左臉的色素沉澱就會多；肺氣鬱結，則右臉色素沉澱多**。

如果瘀血化不掉，到了一定程度，就會長腫瘤。腫瘤在中醫屬於「症瘕積聚」範疇。「積聚」是腹內積塊，或脹或痛。張仲景的《金匱要略方論》認為：「積者，臟病也，終不移，聚者，腑病也，發作有時，展轉痛移，為可治。」「積」好比身體內的垃圾在體內形成的一個「土堆」，它是有形的，有固定的位置，不會隨意移動；而「聚」好比流沙，沒有固定位置，一按就會游移。後代醫家在「積聚」的基礎上提出「症瘕」的概念，一般認為症與積同，瘕與聚同。由此可見，**腫瘤也是氣血的一種瘀積**。如果氣血暢通，是不會出現這些病症的。西醫治療腫瘤一般是一切了之，但中醫不會，一般會用一些活血化瘀的藥，比如大黃蟲丸、桂枝茯苓膠囊等，把瘀滯的氣血疏通開來。

中醫講「瘀血不去，新血不生」，所以瘀血的時間久了，人就會出現一些血虛的症狀，比如面色不好、神疲乏力等。臟腑得不到足夠的滋養，功能就會受損，這樣人就老得快。這時候不能「補」，只能「通」，讓瘀滯的氣血活起來，那麼血虛的情況自然也就解決了。但

蜜餞山楂

材料：山楂 1 斤，蜂蜜半斤。

做法：將生山楂洗淨，去掉果核、蒂，放在鋁鍋中，加適量水煎煮。等到七成熟爛，鍋中水將耗盡時再加入蜂蜜，改用小火煎，等到山楂完全熟透後即可。

用法：每次 1 小匙，飯前服用可增進食慾；飯後服用可消食化積；大量食用可治瀉痢。

功效：開胃，消食化積，止瀉痢，活血祛瘀。

是很多人不明白這個道理，比如現在一些女性朋友不管有事沒事就吃阿膠，以為可以補血。如果您的情況是血瘀，就算吃再多的補血藥也是沒用的。

如何才能斷定自己是否血瘀呢？比如碰撞後身上會有瘀青，記憶力變差、健忘，刷牙時牙齦經常出血，身體某一部位有刺痛感或腫塊，舌質青紫，或是月經時有血塊，就說明體內有瘀血，這時應該用一些化瘀的藥，比如山楂、桃仁、紅花等。

為大家介紹一款藥膳——「蜜餞山楂」。此款藥膳出自清代醫家翁藻的《醫鈔類編》，有活血化瘀的功效，有瘀血症狀的朋友不妨一試。**化瘀藥不可多用，否則會傷及氣血**。所以有瘀血症狀不要盲目用藥，最好去諮詢一下醫師，這樣才是萬全之策！

✦打鼾也是血瘀不暢

人之所以會打鼾（打呼），多與肺氣不宣、痰阻氣道有關。氣是用來推動血行的，氣滯，血就會凝，時間一久，體內就會產生瘀血。血不能上容於面，女人的面色就會發黃、皮膚就會粗糙；血不能養心，就會導致心血管疾病。所以，對於打鼾，切不可聽之任之。

女人一直都是以美麗、溫柔、優雅的形象示人，無論人前多麼光鮮，若是晚上鼾聲陣陣，辛辛苦苦塑造的形象恐怕會毀於一旦。從中醫的角度來看，打呼還是某些疾病的徵兆，所以對於打呼切不可聽之任之。

人為什麼會打呼呢？中醫認為，肺司呼吸，開竅於鼻。它是人體與天氣、外界溝通的孔竅。所以肺有病，首先就會體現在鼻子上。而鼻子如果吸入了六淫邪氣，最先傷的器官就是肺。**如果肺功能正常，呼吸就會順暢，就不會打呼**。同樣，鼾聲如雷，整日吵得別人睡不著的話，說明您的肺出問題了。

現在女人打呼的也很多，原因就是平時不注意，把肺傷到了。比如一些愛美的女性朋友平時喜歡穿露背裝，看上去的確很漂亮，但對於養生而言卻是極為不利的。我們後背有兩塊肩胛骨，這兩塊骨頭平時能把後背蓋住。為什麼要蓋這裡呢？因為後背有兩個很重要的穴位，第一個就是肺俞穴，肺俞穴位於背部，當第三胸椎棘突下，左右旁開兩指寬處，肺氣就是從此處輸送到體表的。肺俞穴往上一些，在肩胛骨邊緣上，有一個穴位，叫「魄戶」，也就是魄進出的門戶。我們常說「三魂七魄」，魂指的是人的精氣，「魄」指的是人的形骸。魂與魄不是游離於外的，其中「肝藏血，血舍魂……肺藏氣，氣舍魄」，所以魂魄平時是藏於肝與肺中的。人進入睡眠狀態時，「魂」是休息的，而「魄」卻在工作，所以說在熟睡當中，我們仍然可以正常呼吸。但是如果整日穿露背裝，這兩個穴位就會暴露於外。再加上現在辦公環境中一般都有空調，冷氣就會從魄戶長驅直入，這樣肺就會受傷，肺的宣降氣機功能失常，人就會打呼。比如很多人以前不打呼，往往是淋雨感冒後才打呼的。有的不單打呼，還打噴嚏。這其實就是人體的一種自我保護，因為風寒束肺，打幾個噴嚏就可以宣通肺氣，使氣機通暢。古代醫家還利用這個原理來急救，比如對於那些自縊、溺水而暫時昏迷的人，可以用通關散，就是用豬牙皂角、細辛等研末吹入患者鼻中，讓他打幾個噴嚏，人就會醒過來了。程國彭的《醫學心悟》中就記載：「救落水，以其人橫伏水牛背上，瀝出腹中之水，如無牛以凳代之，隨用通天搐鼻散，吹鼻孔中，得嚏則活。」這裡的「通天搐鼻散」就是通關散的加減方，目的就是為了宣通肺氣。打噴嚏還有一個功效，就是治呃逆（打嗝），《黃帝內經》就記載了取嚏止呃的方法。

打嗝雖說不是大事，但很不雅觀，特別是在重要場合。中醫認為呃逆是胃氣上逆，為什麼也要調肺呢？因為「肺主一身之氣，肺氣降則周身之氣皆降」，「噦，以草刺鼻，嚏，嚏而已；無息，而疾迎引之，立已；大驚之，亦可已」（《靈樞・雜病》）。「以草刺鼻」必定不安全，我們可以用柔軟的紙代替，刺激鼻孔，打幾個噴嚏就好了。

如果說打噴嚏還有可取之處的話，那麼打呼就完全是有害無利了。如前所述，**打呼是氣行不暢**。氣是用來推動血行的，氣滯，血就會凝，時間一久，體內就會產生瘀血。瘀血又會阻礙新血的生成，血不能上供於腦，就會導致腦缺氧；血不能上容於面，人的面色就會發黃、失去光澤；血不能供於心，就有可能引發心血管疾病。現代醫學研究認為，一些中風、心臟病患者會在夜間突然死亡，其「元兇」就是打呼，所以，對於打呼千萬不能掉以輕心。

那麼對於受寒引起的打鼾怎樣治療呢？可以取十粒花椒，用滾開的水泡，待溫後連續喝幾天就可以了。花椒不但可以食用，還有藥用功效。中醫認為花椒性辛、熱，有小毒，入脾、胃、肺、腎經。《本草綱目》記載它能「散寒除濕、解鬱結、消宿食、通三焦、溫脾胃、補右腎命門、殺蛔蟲、止泄瀉」。所以用花椒泡水喝，便可以發揮驅除體內寒氣的效果。另外，一些老年人還喜歡用花椒水泡腳，目的也是袪寒扶陽。

還有一個原因也會引起打呼，就是痰阻氣道。生活中大家可能會發現，愛打呼的多是肥胖之人。為什麼會這樣呢？這是因為胖人多痰濕的緣故。

「痰」是津液的凝聚。現代人嗜食大魚大肉，「魚生火，肉生痰」，這些食物吃得多了，脾胃消化不了，這樣就會形成痰濕。因此，中醫認為，「脾為生痰之源，肺為儲痰之器」。一個人體內有痰濕，就會影響到肺的宣

山楂陳皮湯

材料：山楂 40 克，陳皮 10 克，紅糖適量。

做法：山楂去核打碎，陳皮切碎，加入二碗水煎湯，水開後加入紅糖，待水剩下一碗時溫熱服用。

用法：早晚二次溫服。

功效：行氣活血，化痰止鼾。適用於講話費力，胸悶者。

降功能，氣機不暢，人就胸悶易喘。痰阻氣道，這就叫「肺滿」。空氣進入氣道的時候被堵住了，這個人就會喘咳，睡覺時就愛打呼。對於這種情況，首先就是從源頭上切斷痰濕的生成。平時少吃大魚大肉，多吃蔬菜，再用一些宣肺的藥，把痰液排出來。宣肺的藥有哪些呢？最常見的就是陳皮。《本草綱目》認為陳皮有三大作用，一是導胸中寒邪，二是破滯氣，三是益脾胃。益脾胃便可從源頭上阻斷痰濕的生成，破滯氣則可宣肺開竅，暢通氣機。陳皮最常見的吃法就是做湯，比如「陳皮排骨湯」。但要注意冷水入鍋，水太熱了下鍋會有苦味。另外，還可以用來炒菜，比如「陳皮炒豬肝」，或是泡水喝。這裡為大家推薦一款「山楂陳皮湯」，有很好的化痰止鼾效果。

另外，絲瓜絡、桔梗也有宣肺化痰的效果。絲瓜絡就是絲瓜老後採摘下來，剝掉外面的皮，去掉籽後得到的絲狀物。一般人們喜歡拿它來洗東西，其實它還可以入藥。《本草再新》就記載它能「通經絡，和血脈，化痰順氣」。如果家裡有絲瓜絡的話，就要充分利用，每次用五克煮水喝，一天一次，有很好的化痰、通經絡效果。

《本草通玄》認為「桔梗之用，惟其上入肺經，肺為主氣之臟，故能使諸氣下降」，很多吸菸的人會痰多、咽痛、咳嗽、鼾聲如雷，這時可以去藥店買些桔梗泡水喝，即能宣通肺氣，又能促進瘀痰排出，幫助排毒。古人云：「聖人見微以知萌，見端以知末，故見象箸而怖，知天下不足也。」對於疾病也是如此，只有在它露出徵兆之時鏟而除之，如此才能得享天年！

✦補血過度反「添堵」，補血藥裡藏危機

受某些養生節目的影響，女人似乎成了「血虛」的代名詞，隨時都應該補一補。其實，補血藥是不能隨便用的，因為現代人吃得好，動得少，真正血虛的人少，血瘀的人多。瘀即應疏通開，如果您不是「通」而是「補」，只會越「堵」越厲害！

隨著中醫養生的推廣，身邊越來越多的人開始注意養生。補血藥大行其道，阿膠、四物湯、固元膏供不應求。但是如果不顧自身體質而盲目進補，反而是「自找麻煩」。

筆者曾經遇過一位子宮肌瘤患者，雖然沒有經過特殊治療，但腫瘤一直控制得很好，只有蠶豆大小，對身體沒有什麼大礙。後來她聽說固元膏大補氣血，於是便每天吃，結果吃了三個月，不但身體沒好轉，肌瘤卻瘋了一樣地長，長到拳頭大小了，後來只好去醫院做切除手術。

女人應不應該補血呢？應該，但是要視具體情況而定。子宮肌瘤屬於中醫「症瘕積聚」範疇，主要是由臟腑功能失調、氣滯血瘀形成的。再來看固元膏的組成，其主要成分就是阿膠，大家平時認為阿膠補血，其實它的止血功效比補血要強。阿膠是用驢皮熬製而來的，由於它能止血，血流不出去，也就成了「補」，可見，它是「曲線補血」的。所以如果平時有崩漏、大出血等疾病時，用

阿膠的效果很好。如果體內氣血本就瘀滯，這時再用大量阿膠，只能越「堵」越結實，使得本身就血瘀的現象「雪上加霜」，腫瘤自然也就越來越大。還有一些血瘀型痛經的人，平時經血中常有血塊，用了阿膠只會使經血中的血塊越來越多，痛經加劇、腹部發脹，甚至出現口舌乾燥、流鼻血等上火症狀、高血壓病、血液黏稠患者就更不能用了。現代人不明白阿膠的利弊，將其奉為補血「聖藥」，吃出病來的比比皆是，也就難怪了。

那麼阿膠該怎麼用呢？由於阿膠屬於滋膩之品，不容易消化，所以只有那些胃口特別好的人才能吃。整日沒有食慾，稍食即腹脹的人是消受不起這樣的滋膩之物。再就是小兒，有些人認為給小兒吃阿膠能長個子，其實小兒脾胃是最嬌弱的，再給他吃阿膠，小兒可能會出現腹脹、排便困難等症狀。**無論是阿膠還是其他營養品，都不要隨意給小兒吃，讓他好好吃飯，比吃什麼補藥都強**。

再來就是，服用阿膠時最好配合一些活血化瘀的藥物，比如川芎、當歸等。如名方**「溫經湯」**就是用吳茱萸、桂枝來溫經散寒，用當歸、川芎、牡丹皮等祛瘀通經，用阿膠來補血止血。在「補」之前它先做了一件事，就是「通」，正如醫家所言，「氣血流通方為補」，「通」了之後甚至不用大補，氣血就足夠用了。

那麼**「四物湯」**呢？四物湯也是深受女性追捧的一款養生方劑，而且沒有用阿膠，是不是更安全了呢？我們來看它的組成，之所以叫「四物」，是因為它裡面含有當歸、川芎、熟地黃和白芍四味藥材。別看藥材簡單，這裡面可是大有講究。**熟地黃能補血，當歸能和血，白芍能斂血，川芎則能行血，它兼具了中醫「生、長、收、藏」的規律**。再從歸經上來看，當歸引血歸肝經，川芎引血歸肺經，白芍引血歸脾經，熟地黃引血歸腎經。這樣心生血，肝納血，脾統血，肺行血，腎藏血，補、通、攝的功效全有。四物湯比單獨服用阿膠效果好的原因，就是因為它不單做到了補血，還做到了通血和行血，所以四物湯是補血、養血的經典方劑。

但是人體本來就很複雜，比如血中夾熱，這時應該將熟地黃改為生地黃，因為熟地黃性溫，而生地黃性寒，血熱就應該用寒性的藥把它的火給降一降。如果是血滯不行，具有活血功效的川芎與當歸就應該加大量；如有血瘀，方中的白芍就應該改成赤芍，因為白芍只側重於斂陰，而赤芍散瘀的功效更好。可見體質不同，配方也是不同的，不能一概而論。

再者，四物湯雖有補血功效，但是藥效比較緩和，因為它是「草木無情」之物，只能養五臟之陰，五臟和，則氣血生成。可見，它也是取間接補血的效果。它只能「補有形之血於平時，不能生無形之血於倉卒」，也就是說，平時有血虛症狀，但又不是很嚴重，這時你可以用四物湯來慢慢補。如果遇到血崩、血暈這種大出血症狀，需要在短期間大量補血，再用四物湯就不好了，一是因為它藥效慢，二是它有活血的功效，此時用不但補不了血，相反還能脫血。這時就可以試試阿膠，一來阿膠可以止血，二來阿膠屬於「血肉有情之物」，與人體精血同氣相求，用它補血能立竿見影。所以說四物湯也不是萬能的，**再好的藥吃錯也成了毒藥**。

阿膠不能隨便吃，四物湯也不能隨便吃，那麼怎樣才能補血呢？其實，**對於現代人來說，最好的補血方法是運動**。現代人吃得好，運動得少，這就導致真正血虛的人少，血瘀的人多。瘀了即應疏通開，除非是醫師給您開藥，否則最好不要輕易用藥，多運動就可以了。

中醫有很多的養生功法，比如八段錦、五禽戲都有活血通經的效果。如果每天都能抽出時間來練一練，就不用擔心氣血不夠用。如果覺得上面的兩種功法不太好學，還有一個很時尚的辦法，就是練瑜伽。瑜伽雖說起於印度，卻風靡於世界，就是因為它健身塑形的效果很好。瑜伽說白了就是拉筋，中醫講「筋長一寸，壽延十年」，它能舒通經絡，讓您體內瘀滯的氣血重新流動起來，人自然也就健康了。所以，與其吃阿膠、四物湯，倒不如練瑜伽。此外，平時多跳繩、跑步、打球，也可以讓氣血流通起來。總之，少靜多動就是最好的補血方了！

✦化瘀是柄雙刃劍，通血傷血一念間

化瘀的方法很多，除了用藥外，刮痧、拔罐都能發揮活血化瘀的效果。但無論哪種化瘀方法，都要適度，因為「通」過頭了，就成了「破」，氣血白白被消耗。對於化瘀一定要謹慎對待，否則就得不償失了！

瘀血，就像淤堵的河流，時間長了，慢慢變成死水。死水氾濫，蒼蠅、蚊子就會滋生蔓延，攪得人不得安寧。血「淤」住了，各種病菌也會滋生，所以對於瘀血，必定要除之而後快。

一說到化瘀，大家首先想到的就是用藥，比如三棱、川芎、紅花等。其實中醫化瘀的方法有很多，如拔罐、刮痧都能發揮疏通瘀血的效果。但是無論哪種化瘀方法，大家一定要注意適度，因為如果「通」得太過，就成了「破」，氣血就會白白被消耗。所以，對於醫藥知識匱乏的普通患者來說，不要給自己「亂抓藥」。

我們先說說化瘀藥。**化瘀藥一般可分為動物類和植物類，前者化瘀的功效更強，後者化瘀的藥效相對來說要緩和一些。**

植物藥，比如三棱、川芎等，從五行上來講，屬木。木有一股升發之氣，就算一顆小芽，破土之後它都是拼了命地往上長。正是這種升發疏通之氣，使它有了破結、疏通的功效。相對於植物來講，動物的這種升發之氣更迅猛。比如中醫中最常用的化瘀藥地龍、穿山甲等。地龍就是我們所說的蚯蚓，它總是在泥土裡活動，土塊再硬也能鑽進去。穿山甲就是穿山甲的鱗片，穿山甲就更厲害了，連巖石都能鑽，所以它的藥效更迅猛，活血化瘀的功效就更好了（目前已全面禁止所有穿山甲的買賣交易行為）。但是這兩味藥，即使醫師應用時也會特別慎重，因為如果用得多了，會傷了氣血。如果體內有瘀血，比如高血壓病、高脂血症、痛經等，想活血化瘀，那麼最好用植物類藥，比如三七。三七的成熟株上每株長三個葉柄，每個葉柄長七個葉片，由於它的這個特性，人們就將其稱為「三七」。為什麼說三七比較安全呢？因為它雖活血，但不破血，而且還有止血的功效。專治跌打損傷的雲南白藥其主藥就是三七。李時珍在《本草綱目》中也指出，三七「主治止、散血、定痛、金刃箭傷，跌撲杖瘡血出不止者，嚼爛塗或為末摻之，其血即止」。古人行軍打仗經常會受傷，將三七葉嚼爛後敷在傷口處，1到2天傷口就能痊癒，所以它自古以來就是很好的金創藥。

現代人出門坐車、進樓坐電梯，吃的又油膩，雖說不一定都是血瘀體質，但體內多多少少會有一些瘀血，這時就可以去藥房買些三七泡茶喝，每次三克，最好別超過五克。三七有生吃和熟吃兩種吃法。用三七泡酒，或是溫開水（注意水溫不能太高，用沸水沖就成了熟吃）沖服三七粉，這是生吃；用三七燉湯，或是用高溫的湯水兌三七粉，或用油煎炸（這種吃法較少）等是熟吃。生吃、熟吃不同，效果也不同。您想化瘀，那麼生吃最好。跌打損傷後用來止血，也是用生三七。熟吃三七側重於補血。但是女性在月經期間最好不要生吃三七，否則會使月經量加大。不僅是三七，任何活血藥在此期間都是不能服用的。孕婦也不能服用，否則有可能會有導致流產。服用三七的當天，要忌食蠶豆、魚類及酸冷食物。

川芎也是常用的化瘀藥，《本草綱目》稱它為「血中氣藥」，所以一般中醫給您補血時，也會開川芎，用它來行血。但是這味藥一般要配合其他藥物來用，較少單獨用，也不能長時間服用，否則會「走散真氣」，把元氣慢慢耗掉。黃宮繡的《本草求真》就認為川芎「單服久服，令人暴亡」。沈括的《夢溪筆談》記載了一個故事，說是有一個人長期服用川芎，後來被名醫鄭叔熊得知，告訴他川芎不能長時間服用，不然會危及性命。這個人不聽，後來果然「無疾而卒」。所以川芎像三七那樣整日泡茶喝是不行的。其實不只是川芎，其他活血化瘀藥也一樣，都有耗血傷血的副作用。只有當歸、雞血藤等少數藥相對來說安全一些。所以千萬不要聽說哪味藥能化瘀就去藥店裡買來，弄不好會釀成大禍的。既然用藥不安全，那麼刮痧和拔罐行不行呢？刮痧和拔罐的活血化瘀效果的確很好，也比用藥安全一些，但有些方面還是要注意的，不然也可能產生相反的作用。

我們先來說拔罐。拔罐在《本草綱目》中叫「火罐氣」，但它最開始是用來治癰腫的。當時也不是用陶罐或竹罐，而是用動物的角，將它罩在受傷的部位，把裡面的膿血吸出來。所以最初這種療法取名為「角法」。如果您拔過罐的話，應該知道拔完罐後身上會有一片片的瘀青，其實那就是排出來的瘀血。所以很多人拔完罐，會有一種全身通暢的感覺。

哪種人比較適合拔罐呢？比如吹空調受了寒，痛得肩膀抬不起來，這種情況下拔罐效果最好。因為寒邪會導致瘀血，這時候用火罐，一可以用它的火力來祛寒，二可以將瘀血吸出。再就是身上有痛處，病灶很深，刮痧刮不到可拔罐。拔火罐需要一定的技巧，現在市面上有賣真空罐，用起來很簡單，哪痛拔哪。但由於沒用火，少了一個重要環節，效果相對來說差一些。

拔火罐也可以「點面」結合，比如腰痛，那就在腰上拔。如果是大面積的瘀血，比如受寒，或是慢性疾病，這時可以在膀胱經上拔，從上拔到下，左右兩條經都要拔到，因為**膀胱經是人體最大的一條排毒通道**，這樣可以把整條經絡打通。另外，**同一個部位不能每天拔，要等到拔出來的斑痕消失之後再拔，不然拔出來的就不是瘀血，而是新血了，對氣血也是一種無形的消耗**。罐子也不是越多越好，在疼痛部位或是幾個重點穴位處拔罐就可以了，用罐太多也會耗傷正氣。有些人是不適合拔罐的，比如心臟病、皮膚病患者，或是有出血性傾向（如血友病、紫癜病）的人。

最後再來看一下刮痧。大家對刮痧應該很熟悉了，很多養生館、美容院都有這個項目。刮完痧後，皮膚上往往會有大片大片的紅紫瘀血，這就是「出痧」。出痧意味著「給邪以出路」，出的痧越多，說明瘀血排出來得越多。

刮痧適用於哪種情況呢？比如經絡被瘀血堵住了，肢體產生酸、麻、脹、痛等感覺，這時可以沿著所在經絡刮痧。酸、脹感覺突出的部位要重點刮，只要出痧就可以了。《痧脹玉衡》云：「痧在肌膚者，刮之而愈；痧在血肉者，放之而愈。」也就是說，**刮痧只適用於疾病初起，邪氣在體表，這時刮痧有效；邪氣到了血肉，再刮痧就不管用了，這時要放痧，也就是中醫所說的「刺血**

療法」。

說到刮痧工具，人們往往會想到刮痧板，其實刮痧工具很多，《痧脹玉衡》載：「背脊、頸骨上下及胸前脇肋、兩背肩臂痧，用銅錢蘸香油刮之，或用刮舌刡子腳蘸香油刮之。頭額腿上痧，用棉紗線或蔴線蘸香油刮之。大小腹軟肉內痧，用食鹽以手擦之。」背胸部肌肉較多，用銅錢（現在用硬幣、刮痧板）蘸些油就能刮了。頭、額等部位肌肉少，用刮痧板可能會傷到皮膚，這時可以用棉線蘸香油刮。腹部較軟松，刮痧板也不好用，這時可以用鹽搓。如果是給小兒刮痧，那上面的就不適合，用什麼呢，用嘴。比如說孩子身上的某個部位又痛又癢，這時可以輕輕吮吸，嘬出紫紅色的痧，孩子既不會覺得痛，又能治病。

刮痧與拔罐一樣，也不能每天刮，要等到痧印消除之後再刮第二次，否則會使氣血白白消耗。

另外，有些人不適宜刮痧，比如孕婦、癌症患者，或是有出血傾向的人。

護衛健康需要的不僅是技巧，更是智慧。只有深明此道，才能趨利避害，讓自己得享天年！

✦女性屬陰，「心腸熱」方可氣血通

由於養生知識的普及，越來越多女性朋友知道了養血的重要性。其實，血不在補而在養，就算補得再多，瘀住、堵住了還是沒用。讓氣血暢通起來，就算不補血身體也夠用。如何讓氣血暢通呢？這就需要「熱心腸」了！

中醫講究陰陽，《黃帝內經》開篇提出：「陰陽者，天地之道也。」也就是說，陰陽是自然界的普遍規律。那麼陰陽是怎樣劃分的呢？凡是具有上升、向外、擴張、明亮、溫熱、興奮、運動、化生等特性的事物屬陽，凡具有下降、向內、收縮、晦暗、寒冷、抑制、靜止、養育等特性的事物屬陰。**陰陽學說不僅用來解釋各種自然現象，而且幾乎滲入到醫學中的每一個角落**。

單就人體而言，上部屬陽，下部屬陰；外側屬陽，內側屬陰；體表屬陽，內臟屬陰；腑屬陽，臟為陰；正面為陽，背面為陰。再從大的方面來講，男人為陽，女人為陰。

為什麼說男人為陽、女人為陰呢？因為男人生性好動，而女人生性好靜。動為陽，靜為陰，所以男人陽氣足。男人的體質一般要比女人好、不易生病，就是因為陽氣足。

中醫有「女七男八」的說法，也就是說，**女人以七年為一個週期，男人以八年為一個週期**。《周易》云：「陽卦奇，陰卦偶。」女人以血為主，屬陰，而七是奇數屬陽；男人以氣為主，屬陽，但他的生理變化卻是陰數八，這是為什麼呢？這叫「獨陰不生，獨陽不長」。也就是說，兩者是相互調和的。人體陰陽並非一成不變，它有一個變化的過程，比如到了五十六歲時，這時男女陰陽之性都不再明顯。

氣為陽，血為陰，所以女人要養血。現在電視上鋪天蓋地都是補血廣告，其實，**血不在「補」，而在養**。怎麼個養法呢？別讓它堵住、瘀住，讓它正常運行就可以了。如果人體內的氣血瘀堵，就算補得再多也沒用。

說到養血，我們就不得不提一下「心腸」。心是心臟，腸是小腸。先說心臟，《黃帝內經》認為「心主血脈」。首先，心與脈在結構上是直接相連、息息相通的，即「心之合脈」也。再者，氣血在脈中運行需要心氣的推動，它就像一個泵，透過壓力將血液輸送到全身。心的功能正常，血流就會通暢；心功能異常，血行就會不順。為什麼心臟病轉瞬就會奪去人的性命，原因就在這裡。

心氣屬於心陽，心血屬於心陰，心臟動力不足，中醫稱之為「心陽虧虛」。所以想要氣血正常運行，關鍵就在於養心陽。

我們再來看小腸。小腸距心的位置比較遠，心位於胸腔，而小腸位於腹腔，但兩者的關係卻十分密切。**心為臟，故屬陰；小腸為腑，故屬陽**。從五行的角度來講，兩者都屬火。從經絡上來講，兩者也是相互絡屬的。手少陰心經屬心絡小腸，手太陽小腸經屬小腸絡心，兩者透過經脈構成表裡關係。小腸為「受盛之官，化物出焉」，「受」是交付的意思；「盛」是器皿。我們吃下去的食物在胃裡經過磨碎，之後傳到小腸，這就是「受盛」。之後，小腸再對傳來的食物泌別清濁，將清者吸收，並透過脾氣升清上輸心肺，化赤為血，使心血得到不斷補充。在這個過程之中，吃進去的食物發生了質變，這就是「化物」。

小腸是怎樣實現「化物」的呢？從現代醫學角度來講，它需要消化酶的參與。消化酶對溫度特別敏感，只要溫度一低，它就不工作了，這時吃下去的食物就「化」不了。比如感冒發熱，這時胃口一定不好，原因就在於此時消化酶的作用受到干擾。特別是女人，體內陰氣本就重，平時就應該多讓腸胃熱乎些，這樣氣血才能正常生成和運行。

我們常說一個詞，叫「熱心腸」，心腸為何要「熱」，原因就在這裡。但是生活中，一些女性朋友特別嗜食冷飲，穿露背、露肚裝，以為那樣漂亮，其實傷在裡面，心腸不「熱」氣血就會不暢，慢慢就會成為「黃臉婆」。就算補血的藥吃得再多，如果不把這些壞習慣改掉，也不會有效果。

熱心腸的人樂於助人，道家認為「善能生陽」，所以多做善事也能增強人體陽氣，這樣體內的陽氣就會更足。關於「善」，《太上感應篇》的解釋是「語善，視善，行善」。所謂的「語善」，不是甜言蜜語，而是少說傷人的話。中國人有句俗話叫「良言一句三冬暖，惡語傷人六月寒」就是要我們多說「良言」少說「惡語」，這就是「語善」。「視善」是什麼呢？就是多看一些美好的事物，這時心中愉悅，這有助於陽氣的升發。「行善」就是多助人。女性朋友平時要心胸開闊一些、豁達一些，不要經常為小事斤斤計較，多幫助別人，這樣對於養生也是有好處的。

✦防病先修心，不做「小女人」

七情最終可以歸為五志，五志與五臟相對應，所以喜、怒、哀、樂往往會影響到內在臟腑的功能。情緒平和安定，氣機就會暢達，氣血才能通暢；情緒波動過大，易使氣血瘀堵。所以想要養生，首先就要學會修心！

許多人看過《儒林外史》，這本書有一節描寫得非常精彩，就是范進中舉後喜極而癲。可能有人覺得這是故事情節的誇張，其實從中醫的角度來看，卻是有一定道理，中醫稱之為「七情內傷」。何謂七情呢？即喜、怒、憂、思、悲、恐、驚。其中悲與憂相似，可以相合；驚也有恐懼之意，所以驚可歸於恐，這樣就成了「五志」，與五臟相對應。

五臟與五志的關係是：**心在志為喜，肝在志為怒，脾在志為思，肺在志為憂，腎在志為恐。**

喜、怒、思、憂、恐五志的變化如果過於劇烈，就會使人體陰陽失調，氣血不和，經絡阻塞，臟腑功能紊亂，引發各種疾病，這就是中醫所說的「七情內傷」。

我們先來說喜。中醫認為，「喜則氣和志達，營衛通利」，也就是說，適當的喜悅能使氣血調和，營衛通利。看那些小孩子，整天都是歡天喜地的，所以他們的心脈完全通暢，古人稱之為「純陽之體」。所以應該經常給自己找些樂子，有句老話叫「笑一笑，十年少」！但是高興過度就不好了。《黃帝內經》認為「喜則氣緩」，「喜樂者，神憚散而不藏」。高興過度，人的精神就會煥散，出現喜笑不休、心悸、失眠等症狀，嚴重的還會導致精神或心血管方面的疾病。比如很多老年人在大喜後造成中風或突然死亡，中醫稱之為「喜中」。

再來看怒。中醫認為「怒則氣上」。大家應該有過這樣的經驗，就是人一生氣，就會手腳冰涼，臉色發青，原因就在於發怒使氣血瘀阻。「氣逆，甚則嘔血及飧泄」，嘔血就是吐血。什麼是「飧泄」呢？「飧泄」亦作「飡泄」，「飡」這個字由「夕」和「食」構成，「夕」是傍晚的意思，「飡」指的就是「晚飯」。《聖濟總錄》中說：「以食之難化者，尤在於夕，故食不化而泄出……俗所謂水穀痢也。」晚飯是三餐中最難消化的，吃下去的東西沒有完全消化就排出來，就是「飡泄」，也就是我們俗稱的痢疾。為什麼會飡泄呢？按照五行相生相剋的原則，木剋土，肝木過旺，脾胃功能就會受到克制。所以人們在生氣後通常沒有胃口，原因也在這裡。

再來看思。「思則氣結」，這裡的「思」既有思念的意思，還有思考的意思。整天在那裡瞎尋思，心有所存，神有所歸，正氣留而不行，就會氣結。氣結，血就會凝，脾胃就會受到影響。

憂悲為肺之志。憂和悲相似，但又有所不同。相對於「悲」來說，「憂」的程度較輕。悲為憂之極，憂傷過度就成了悲。悲則氣消，氣一消散，血運行無力，就會瘀住。張從正的《儒門事親》記載了一個病例，說是有一個人的父親被山賊殺害了，悲痛萬分，便覺心口痛。一個多月後長成了一個大腫塊，疼痛難忍。後來他求救於名醫張從正，張從正學著巫師的樣子，又蹦又跳，逗得此人哈哈大笑，胸中的結塊也就散去了。

最後再來看恐。中醫講，恐則氣下。恐為腎之志，大恐就會傷腎。腎氣不固，氣陷於下，大小便就會失禁。俗話說「嚇得屁滾尿流」，就是對恐最真實的寫照。還有人一嚇，臉「唰」的一下就白了，其實就是血液下行的緣故。

從上面可以看出，喜、怒、思、憂、恐這五種情緒的變化都會影響到氣血的運行。為什麼女人血瘀的情況要比男人多，就是因為女人比較感性，情緒波動較大，會使氣血瘀堵。血瘀在哪裡，哪裡就長腫瘤。有的女性一著急緊張，就發現月經量少了，經血顏色也深了，就是因為體內的血瘀住了，這時不能單純地調月經，而是調理身體，調理情緒。情緒一放鬆，月經自然而然就正常了。所以，女性朋友不要整日想著去喝什麼補血液、四物湯之類的補藥，而是學會「修心」，心情好了，氣血就會通暢。氣血不通，補再多也是沒用的。

那麼如何才能做到「修心」呢？關鍵就是做到「恬淡虛無」和「精神內守」。「恬淡虛無」是指心胸開闊，將一切都看得很淡，不斤斤計較，這樣體內的精、氣、神就會順暢運行；「精神內守」是指要做到心無雜念，不被外界的俗事所困擾。做到這兩點，那麼真氣自然會「從之」，身體自然安康。別看只有短短八個字，但如果沒有生活的歷練，想做到這點並不容易。那麼還有沒有別的辦法呢？對於一般人來講，我們可以借助一些外力來修心。外力是什麼呢？比如琴、棋、書、畫。琴、棋、書、畫在古代稱為「四藝」，以前幾乎是每個讀書人必修的技藝。古人之所以對它如此看重，就是因為它能修心、怡情。所以如果有條件的話，女性朋友不妨多彈琴、唱歌、學書法，它培養的不僅是您的氣質，還有心情。心情一好，身體也就好了。可能有的人覺得這些太難，那可以繡十字繡，或是在家裡養些花草，心情好便可使肝氣暢達。

瘀血不盡，新血不生：
補血之前先化瘀

血虛則補，有餘則瀉：陰陽平衡是關鍵

氣血在人體經絡循環周流，濡養臟腑及四肢百骸，維持著人體正常的生命活動。正如《靈樞．平人絕谷》所言：「血脈和利，精神乃居。」同樣，氣血異常，血行所到之處，皆發生病變，進而影響全身。

《黃帝內經》有「氣血正平，長有天命」的說法。所謂的「正平」，即平衡之意。「平」就是不偏不倚，古人常用此來代指健康的身體。如《素問．平人氣象論》載：「平人者，不病也。」《素問．調經論》曰：「陰陽勻平，以充其形，九候若一，命曰平人。」想要成為「平人」，關鍵就是使氣血通和、陰陽平衡，如此才能「長有天命」。

✦婦人之生，有餘於氣，不足於血

從《我的野蠻女友》可以看出現代女性有脾氣越來越大的趨勢，然而即使是男尊女卑的古代，

女人的脾氣也是不小的，河東獅吼就是例證。古人認為，這是因為女子傷陰耗血過多引起的陰虛火旺現象。只有滋陰養血、清火理氣，才能使女性向健康的陰柔之氣回歸。

蘇東坡的好友陳季常是官宦之後，家裡寬敞華麗，還養著一群歌妓。但他的妻子柳氏，性情暴躁。有一次陳季常正在歡歌宴舞招待客人，他妻子醋性大發，在隔壁大喊大叫地訓斥僕人，並用木棍拚命敲打客廳牆壁，以示不滿。蘇東坡就寫了一首詩打趣：「龍丘居士亦可憐，談空說有夜不眠。忽聞河東獅子吼，拄杖落手心茫然。」這就是「河東獅吼」這個典故的來歷。可見即使在男尊女卑的古代，女人的脾氣也是不小的。

一般來說，「男為陽，女為陰」。男性稟陽剛之氣而生，外形、體魄比女子健壯，女性稟陰柔之氣而生，形體偏於苗條小巧。為什麼會出現女子陽氣旺、脾氣大這樣與陰背道而馳的偏性呢？這種情況實際上是女子體內氣血失衡的緣故。《黃帝內經》中指出：「今婦人之生有餘於氣，不足於血以其數脫血也。」縱觀女子的一生，月經是重要的失血期，而白帶、妊娠、分娩也是傷陰耗血的工程，所以女性天生容易血虛。氣為血之帥，血為氣之母，由於氣血是一個整體，血不足帶來的一個副產品就是「氣有餘」，主要表現是女子最易為情志所傷，而致氣機鬱滯、易怒。其中，血為陰，血虛也是一種陰虛之象；氣為陽，氣有餘實際上則是陰虛引起的火旺現象。朱震亨指出：「氣有餘便是火。」這就是女性一反陰柔之態，比男性更易生悶氣、發脾氣的原因。古人認為，易發脾氣是一種病態的表現，只有學會滋陰養血的基本方法，才可以讓暴躁的女性變得溫和起來，更富有女人味，讓抑鬱的女性變得幸福開朗。《黃帝內經》指出陰陽和諧的最高境界就是「陰平陽秘」，表現在女人，只有陰血足夠強大，性格才能平順。

由於女性天生血虛的生理特點，所以女子以血為先天，女子養生的基本原則是滋陰養血。血足才能使面色紅潤靚麗、經血正常、精神旺盛。若不善於養血，就容易出現面色萎黃無華、唇甲蒼白、頭暈眼花、倦怠乏力、髮枯肢麻、經血量少、經期延遲等。嚴重血虧時，還容易出現皺紋早生、華髮早白、更年期提前等早衰狀況。五臟之中，肝主藏血，所以又有女子「以肝為先天」的說法，葉桂的《臨證指南醫案》解釋說：女子如果血虛，奇脈空虛，腰背臀一帶都會產生牽扯疼痛和下墜感，同時會有一股燥熱之氣從下半身往上半身升騰，常常從左側而起，五行之中，左肝右肺，所以女子以肝為先天也。

除了養血，還要調理血虛帶來的副產品——氣有餘，因此需要調氣、理氣，著名的「四物湯」、「逍遙散」，一個調血養血，一個疏肝理氣，均為治療婦科疾患的兩大主方。另外，人體也有自動把有餘的氣洩掉的功能，像女子發脾氣其實就是一個洩氣的過程。不發脾氣，旺盛的氣就無處宣洩。不難看出，宣洩、瘀滯這些問題和肝是密切相關的。其中肝陰為血，肝陽為氣。肝陰不足則情緒不穩定，肝氣有餘則肝氣易鬱易滯，情緒也易於變化。所以古人說女子「鬱怒倍於男子」，也就是說女子火氣壓抑後的爆發比男人要嚴重得多。

現代女性和過去相比，脾氣有越來越大的趨勢，從《我的野蠻女友》、《我的老婆是老大》這些影片的大行其道，就可見一斑了，這背後的原因就是血虛氣有餘。總合來說，血不足是女子的基本特徵，氣有餘則是血不足引起的，所以養血和調氣實際上是一個問題，就是養血。

✦胸部最能體現氣血盈虧，女人胸小警惕健康危機

胸部可以說是存儲氣血的倉庫，女人胸部豐滿，說明體內氣血足；反之就是氣血虧虛。胸小的女人不僅女性魅力頓失，對健康也是極為不利。所以女性朋友們應該在青春期就注意保養好乳房，既能讓自己擁有傲人的身材，又可以為健康買份保險！

中國古人在欣賞女人美色方面獨樹一幟，他們的美學觀已經超越了單純的視覺效果，更多了一份風雅在裡面。比如「清肌玉骨，自清涼無汗」讚美的是女人的肌膚；「眉如青山黛，眼似秋波橫」描述的是女兒家的眉目傳情；「芙蓉面，楊柳腰，無物比妖嬈」，又把一個窈窕淑女活脫脫地勾勒出來了。當然，一對傲人的雙峰也是必不可少的。明代詩人王偁就曾專門寫了一首詩來讚美

女人的酥胸：「一雙明月貼胸前，紫禁葡萄碧玉圓；夫婿調酥綺窗下，金莖幾點露珠懸。」讓人讀罷，也不免想入非非了。

對於女人來說，乳房是最顯著的第二性徵，因此有性徵器官之稱。凹凸有致的身材，不僅給女人增添自信，也是吸引異性的重要條件。但有些女性天生乳房過小，被人戲稱為「太平公主」，不僅女性魅力頓減，還潛藏著健康方面的隱患。

為什麼這樣說呢？在弄清這個問題之前，先要明白女性乳房發育的原因。乳房可以稱為人體的一道重要關隘，因為這裡循行著多條經絡。乳房的內側走腎經，乳頭走胃經，衝任兩脈亦與乳房有關。但在乳房的發育過程中，發揮決定性作用的還是先天腎氣的盈虧。

按照《黃帝內經》的理論，女子「二七，天癸至，任脈通，太衝脈盛」。天癸是由腎中精氣化生而來的，女性到了十四歲，體內的生機開始發動，天癸到來，任衝兩脈通盛。任脈為「陰脈之海」，它沿著腹部的正中線而行，其氣上布於膻中。膻中正好位於兩乳頭連線的中點，中醫對它有個專門的稱呼，叫「上氣海」。衝脈為「十二經脈之海」，它沿著任脈的兩側往上走，其循行路線和十二正經中的腎經差不多，向上散布於胸中。**衝任兩脈有一個共同的特點，就是同起於胞宮，也就是我們所說的「子宮」，並且都經過乳房。衝任兩脈共同作用，向上掌管著乳房的發育、生長及衰萎，向下促使月經按時來潮。所以，只要這兩脈氣血足，乳房就會豐滿，反之就會平坦。**

衝任兩脈都屬於奇經。什麼叫奇經呢？眾所周知，十二正經都是與臟腑相連的，但奇經沒有與其直接相連的臟腑，彼此也沒有表裡配合的關係，因為它「別道奇行」，故稱為「奇經」。所以，「衝任不能獨行經」，而是受盛於肝、胃、腎經。也就是說，衝任的精氣是由肝、胃、腎等灌輸的。其中腎為先天之本，它是父母遺傳給我們的，是一種與生俱來的能量；但這種能量是定量的，用完了就完了，所以必須補充能量才行。發揮這個作用的，就是後天之精，後天之精是由我們日常的飲食化生而來的。我們吃下去的食物先經過脾胃的消化，然後再在脾的輸布作用下運達各臟腑，化為臟腑之精，維持各臟腑的生理功能。這其中肯定會有剩餘的精氣，剩餘的這些精氣再被輸送到腎中，充養先天之精。所以，後天之精對先天之精發揮培補作用。因此，中醫才有「腎受五臟六腑之精而藏之」的說法。只有腎氣充足，才能化生天癸，衝任二脈氣血才能旺盛，這樣女人才能來月經、長乳房。所以生活中那些乳房豐滿的女人，要麼是遺傳，要麼就是本人的脾胃功能好，「吃嘛嘛香」（吃什麼都覺得好吃）。「天生富貴」畢竟是少數，這就需要後天努力，好好地培補脾胃。看那些平時不好好吃飯的女性朋友，乳房肯定小。所以，女孩子不要整日想著節食減肥，特別是處於青春期的女性朋友，這時正好是身體發育的關鍵時刻，不吃東西，後天得不到補充，就會影響乳房的發育。

乳房發育不好還會引發一個後續問題，就是產後哺乳也很困難。為什麼這樣說呢？林佩琴的

《類證治裁》指出：「乳汁為氣血所化，而源出於胃，實水穀之精華。」也就是說，乳汁是由氣血生化而成的，氣血又是由脾胃化生的，脾胃生化氣血又需要原料，這些原料來自於水穀，也就是我們平常所吃的糧食。乳房發育得小，說明後天之本不旺，這樣就從源頭上阻斷了乳汁的生成。那些乳房平坦的女性往往沒有乳汁（奶水），哺乳很困難，原因就在於此。

有時候乳房雖然發育健全，但生產之後也沒有奶水，這又是怎麼回事呢？我們說乳汁是氣血化生的，其中，氣的作用要大於血。因為生產之後，產婦體內的血處於嚴重虧虛狀態，本就不足，哪裡還有力氣生化乳汁。這時就全靠氣，氣能生血、行血，所以體內的氣足也會有奶水。產後不下奶，說明不僅體內的血虧，氣也虧，這時應該補氣，氣足了，奶水自然就下來了。但是現在好多醫生不明白這個道理，一看到產婦沒奶就用通乳藥，這就好比向一個餓著肚子的人討飯，思路不對。

既然乳房這麼重要，那麼我們如何來保護它呢？首先就是好好吃飯，養好脾胃，不要隨便跟風減肥。注意平常的坐立姿勢，比如最好不要蹺二郎腿，不要經常彎著腰坐，那樣胸部就不能充分舒展，氣血容易瘀滯。如果可以，還可做引體向上和伏地挺身，時間不用太長，十五分鐘就好。做伏地挺身時要注意胸部挺起，腹肌收緊，這樣可能會很累人，但是效果卻很好。

所謂「有形於內，必形於外」，美麗不僅給人感觀上的愉悅，還是健康的體現。所以從現在開始，讓我們學會保養身體，既可獲得美麗，又可獲得健康，何樂而不為！

✦女人腎虛血少，孩子可能會矮個子

腎藏精，主骨，生髓，血可以生精養骨。如果天生稟賦不足，腎氣虛，血也少，骨不得養，個子就長不高。有些家長個子並不矮，孩子卻長不高，原因就在於家長把這種腎虛血少的體質遺傳給了孩子，所以為了有一個健康的寶寶，女性朋友們一定要注意養好腎。

「婦人以血為本」，經、帶、胎、產、乳都離不開血，可以說一生都在打一場關於「血」的持久戰。然而女性血多血少關乎的並不只是自己的健康，還可影響她們的下一代，比如孩子的身高。當然，身高等方面會有遺傳性，如果父母個子矮，孩子的個子一般不會太高。但有的父母個子都很高，他們的孩子卻比別的孩子矮半顆頭。作為母親，很少有人意識到問題是出在自己身上，女人如果腎虛血少，就有可能導致孩子長不高。

為什麼母親血不足會影響到孩子的身高呢？這是因為，人體氣血的充盛與否，與腎的關係非常大。中醫認為，肝屬木，主藏血；腎屬水，主藏精，主骨生髓。其中肝腎同源，精血之間可以相互滋生轉化。我們現在都說骨髓能造血，其實就是中醫中說的「精能化血」。《張氏醫通》中說「血之源頭在乎腎」，以及《景岳全書．血證》講到的「血即精之類也」，都是在強調腎對於血的重要性。如果腎精非常充足，人體內的血也會相當充沛；若腎虛精虧，就會血少不足，這在五行叫做水不能生木。一個血不足的人，腎自然也好不到哪去。

如果母親腎虛血少，可能把這種體質遺傳給孩子。孩子先天腎虛會有什麼影響呢？腎主骨，腎虛精虧，精不能養骨，就會出現骨質疏鬆，孩子長不高。有的家長沒少給孩子補鈣，但是孩子就是長不高、體態瘦弱。其實，不是多補鈣就能補上先天腎氣的。

不僅如此，孩子先天稟賦不足，還會表現在很多方面。比如，一些孩子上課注意力總不集中，聽課容易走神，這也是精虧血虛，血不養神。腎藏志，腎氣的強弱決定一個人的定力，孩子先天腎虛，學習和做事情的定力也會不足。還有一些人從小就注意口腔衛生，可長大後卻很容易蛀牙。齒為骨之餘，這也是先天腎氣不足，導致個人抗齲齒能力差，這都是母親腎虛血少給孩子造成的影響。

若不想讓孩子一出生就輸在健康的起跑線上，做母親的就一定不能腎虛血虧，孕前必須注意補腎養血，把自己身體的底子墊實了，這樣即便父母個子不夠高，孩子將來也有可能「高人一等」。

那麼女性怎樣辨別自己是不是腎虛血虧呢？其實，我們的身體無時無刻不在發出信號，等待我們去留心觀察。比如，判斷血不足就看月經，如果月經一直量小、經常延遲，這就說明血庫存不足，不夠用了。再看指甲，正常人的指甲蓋呈粉紅色。伸開十指，如果指甲蓋顏色發白，說明血不足。還有，面色萎黃或蒼白、口唇淡白、頭髮缺少光澤，都是血虛的表現。

血虛不能生精，血少腎精也必然不足。**一般女性腎虛血少比較明顯的症狀，就是手腳冰涼、怕冷、腰酸、頭暈耳鳴、眼花、月經不調，出現黃褐斑、雀斑、黑眼圈等。**

如果女性屬於腎虛血虧體質，平時不妨多吃補腎、益精、生血的食物。如黑芝麻、黑木耳、黑豆、山藥、栗子、枸杞、海參等。下面為大家推薦一款補腎養血的食譜——「阿膠海參粥」。

補腎養血的膳食很多，但這道阿膠海參粥比較獨特。它的主要用料是阿膠、海參、小米和紅糖，其中阿膠滋陰潤燥，是有名的補血佳品。海參味甘、鹹，補腎益精，養血潤燥，與阿膠都有滋陰養血的功效，可謂珠聯璧合。我們平時做藥粥用的都是白米，這裡卻選擇了小米，道理何在呢？常食白米補益脾胃，但小米除了健脾胃、補虛損，還入腎經，可益腎氣。加入紅糖後，僅是這紅糖小米粥，補血效果就非常好，

阿膠海參粥

材料：阿膠 10 克，海參乾品 50 克，小米 100 克，紅糖 1 大匙，蔥花、薑末、鹽、味精、黃酒等調料適量。

做法：阿膠洗淨煮沸，完全化開後保溫待用；將海參泡發，洗淨後切成小丁；小米淘洗乾淨，入沙鍋加水，大火煮開後改小火煮軟，然後在粥內調入阿膠攪勻，加入海參丁和紅糖，10 分鐘後加入其餘調料，滴入 2 滴黃酒去腥，繼續煮至黏稠即可。

還是月子裡的必備飲食。因此，這款阿膠海參粥可養陰益腎、填精補血，對腎虛血虧的人再適合不過了。

當然飲食只是一方面。打算當媽媽的女性朋友們，要想保證腎氣盛、氣血足，還需要改變不良的生活習慣，如經常熬夜、長時間看電腦玩遊戲、性生活過度頻繁等。為了能孕育一個優秀的孩子，做丈夫的也要配合，戒菸戒酒，不喝飲料。

總之，若媽媽腎強血足，孩子將來才能「亭亭玉立」、「玉樹臨風」。並且，凡是女性朋友，特別是平時就血弱體虛的人，都應把補腎養血做好，防患於未然。

✦精血不足，懷孕嘔吐

胎兒是母親體內生生不息的一個大陽物，為了生長發育，它會毫不客氣地爭奪母體的精血和元氣，這時母體自身氣血供應不足，表現在脾胃，就容易排斥食物，發生嘔吐。一般來說，女子懷孕不嘔吐是身體好的表現，但也有可能是衝脈虛；而嘔吐雖然是因身體弱，精血不足、但衝脈不虛、血海通暢。

如果有一位女性朋友突然摀嘴跑去嘔吐，這時候連三四歲的小孩都會脫口說出：「哇，阿姨懷孕了！」可見嘔吐已經是懷孕的一個常識性標誌了。除此之外，孕婦還會出現噁心、頭暈、厭食，或者食入即吐的現象；某些人鼻子也會異常敏感，一聞到油煙味就忍不住要吐。

中醫把懷孕時發生的嘔吐稱為「惡阻」、「子病」，《黃帝內經》則稱為「噦」，《醫學入門》解釋為「乾嘔……嘔則無所出」，就是說患者有嘔吐的姿態，但只有聲音而沒有實物吐出來，吐出來的只有涎沫清水而已。女人懷孕的時候為什麼會嘔吐呢？是因為母體氣血不足。胎兒是一個生生不息的大陽物，為了生長發育，它會毫不客氣地爭奪母體的精血和元氣，這個時候如果女人身體虛弱，腎精不足，血也不足，有限的能量都優先供應胎兒，自身氣血就會不足，如果腸胃氣血不足，就會排斥食物，發生嘔吐，所以懷孕嘔吐也可以看做氣血不足的信號。那些健康強壯的女性，像歐美的女性，陽氣很旺，嘔吐相對少一點，有些人不管懷幾個孩子都不容易嘔吐。雖然懷孕食入即吐是身體不好的表現，但對胎兒沒有太大影響，胎兒最多先天餓了一些，因為胎兒不缺營養，它會竭盡所能把母親儲備的氣血營養一股腦地掠奪過來。

嘔吐一般只發生在懷孕初期2～3個月的時候，這是為什麼呢？胎兒爭奪母親氣血，是透過太衝脈之氣往上衝來迫使母親嘔吐的。太衝脈是人體奇經八脈之一，在女子二七之後開始旺盛，它起於會陰，然後從人的大腿根處向上沿任脈兩邊往上走，最後散於胸中，讓女性乳房高高隆起。衝脈和任脈一起負責女性月經和妊娠的正常進行，其中，太衝脈為陽，主氣；任脈屬陰，主血。月經之前，任脈積聚了很多陰血，如果沒有受孕，血無所用，鬱而化火，太衝脈借此火氣就開始往體外衝，這時月經來潮。如果血液瘀滯不通，太衝之氣受阻，就容易痛經。而受孕以後，月經關閉，衝脈之氣被固攝在胞宮，第一個月時，像種子發芽過程中會產熱一樣，腎精化血孕育胚胎，腎陽則化火，但只是星星之火，衝脈尚算安靜。到第 2～3 個月時，隨著胚胎的增長，大量的腎精化血，如果腎陰不足，胞宮容易陰虛陽亢，誘使衝脈之氣往上衝，與其他臟腑爭奪陰血，這時就會嘔吐。慢慢地，血液越積越多，胚胎漸漸成形，能夠自主吸收陽氣，胞宮內陰陽和諧，衝脈再次被固攝，母親就不會再嘔吐了。

衝脈又為「血海」，能調節十二經氣血。而足陽明胃經為多氣多血之經，是衝脈血海的源頭。所以衝脈向上衝，實際上是向上逆，所以打嗝、反酸等症被中醫稱為「呃逆」。胃氣主降，如果胃經向下的氣不足，就無法抵抗衝脈向上之氣而嘔吐。乳房也屬胃，這時孕婦乳房也容易脹痛。另外，早晨是脾經、胃經運行的時候，氣血集中在脾胃，胎兒本能地開始抗議，加上衝脈為陽，夜晚被陰氣固攝，一到早晨就開始發作，這時母親就會嘔吐，所以也叫「晨吐」。

總合來說，**不嘔吐是身體好的表現，也可能是衝脈虛**；而嘔吐雖然是因身體弱，但衝脈不虛、血海通暢。只有胎兒富有生命力，它才會「折騰」母親，所以古代婦女把這現象叫「害喜」，孩子則叫做「小冤家」、「討債鬼」。如果嘔吐反應非常嚴重，甚至讓母親無法進食、丟失大量津液，那就是胎兒對母親的抗議了。所以女性面對妊娠嘔吐，一方面應該高興，同時也要問問自己：我的身體準備好懷孕了嗎？

衝脈屬於奇經八脈，氣血是無法調的，能調的只有脾胃。現在女性一懷孕，親戚朋友立刻就花很多錢買高級營養品去探望，自己家裡也買上很多東西準備大補，這其實是一種錯誤的行為。中醫講「虛不受補」，妊娠初期，女性脾胃被太衝脈所衝，難免有些虛弱，再吃高營養的食物，反而容易損傷胃氣。自古中國人就講，**虛者進補的首選就是喝粥**，一般各種清淡的粥品都可以，最具代表性的則屬「八寶粥」。該粥怎麼煮呢？看看「粥」字就明白了。粥字從米從二弓，「米」指米粒，八寶粥裡的糯米、芝麻、龍眼、紅棗、蓮子等都是種子一類的糧食，補腎又補血，可以促進精髓的生長。「弓」意為「張開、扯大」，兩個「弓」就是扯成兩半了。「米」與「二弓」聯合起來表示「煮開花、煮爛的米」，所以粥一定要熬透，這樣才好吸收。對於核桃、栗子等塊頭大的乾果種子，應當先碾碎、甚至打粉再熬粥，這樣會更好。食物細碎，脾胃容易吸收，消耗的氣血就少，這樣才可以把大部分氣血用於滋養胚胎，來減少妊娠嘔吐的發生。

如果已經出現輕微嘔吐，對母子健康影響不大，不治也可自癒。**嘔吐稍微頻繁的可以用鮮葡萄榨汁一小杯，加入幾滴薑汁，調和服下，有止吐的功效**。「葡萄美酒夜光杯」，葡萄在中國的栽培歷史悠久，早在《神農本草經》中就有記載，它性平，味甘、酸，入肺、脾、腎經，具有「健胃、生津、利小便」的功效，不僅可以降胃氣、止嘔吐，還對妊娠水腫有一定功效。加入熱性的薑汁更可以驅趕胃中寒氣，促進葡萄性味的發散。有人說，提子算不算葡萄？當然算了。廣東話中稱葡萄為「菩提子」，「提子」是簡稱。菩提子本是菩提樹的果實，常用來做佛珠，因為跟葡萄形狀相似，就把葡萄叫菩提子，後來漸漸被商人作為美國品種葡萄的專用稱呼。有人曾經告訴筆者一個民間偏方，用野葡萄根三十克（乾品十五克），水煎服，每日1∼2次，可以治療妊娠嘔吐和妊娠浮腫。脾胃嚴重虛弱的女性，煎好以後可以慢慢喝，一天之內喝完即可。如果沒有葡萄根，葡萄藤葉也可以。唐代孟詵的《食療本草》中就有這個方法，大意是說把葡萄根煎成很濃的湯……孕婦嘔吐衝心，喝下去很快就可以平靜下來。此外，在清代《陸川本草》中也有記載。葡萄和葡萄根一脈而生，同氣相求，因此功效也有相通之處。

除此之外，孕婦養胃的方法還有很多，比如**少量多餐**，吃得少，脾胃的負擔也小，細水長流，這樣既不會和胎兒發生大的爭奪，也不會影響母體的氣血補養。《老老恆言》說得好：「勿極饑而食，食不過飽；勿極渴而飲，飲不過多……凡食總以少為有益，脾易磨運，乃化精液。否則極補之物，多食反至受傷，故曰『少食以安脾』也。」現在的女性以瘦為美，孕前不可能為懷孕增肥，如果孕期養成良好的飲食習慣，把脾胃調理好，人就不會太胖，產後恢復也比較快。

還有嘔吐期間不要擅自服用西藥止吐劑，曾經有一種三甲氧苯扎胺的止吐劑，容易誘發胎兒發育不良，這是因為止吐劑強行從胎兒那裡把氣血奪過來，胎兒自然無法發育好。另外，情緒對孕婦的影響很大，嘔吐容易發生在那些沒有生育經驗的年輕婦女身上，主要由於精神過度緊張，所以丈夫、家人應多給予安慰、鼓勵，使之好好休息，過了這段時間即可自癒。若出現嚴重的嘔吐現象，孕婦體液嚴重失衡，則應去醫院就診。

✦產後風骨節響是血不養筋，養血柔筋是關鍵

女性產後氣血不足，肝腎陰虧。肝主筋，腎主骨，此時最容易患筋骨病症。並且，骨之間需要筋來連接，所以關節問題比較嚴重。如產後關節疼痛、關節屈伸不利並「咔咔」作響，都是血不養筋，關節的潤滑劑匱乏之所致。對此，養血柔筋強骨變得十分重要。

女人什麼情況下最容易受罪？答案是生產後沒坐好月子。月子裡女人身體最虛弱，如果調理不好，很容易患產後風，也就是俗稱的「月子病」。

產後風的特點就在這個「風」字。女性產後氣血虛虧，筋骨腠理全打開了，風具有流動性，此時夾著寒濕之氣，很容易侵入體內，使人出現怕風、出虛汗、渾身冷痛、骨節疼痛的症狀，特別是遇風遇冷，疼痛感明顯加重，只有穿著厚厚的衣服才會舒服些，甚至在夏天也得披件厚衣服。在產

後風的症狀中，歷經時間最長、最折磨人的，要屬筋骨問題，比如活動關節時「咔咔」作響、關節疼痛劇烈、關節麻木脹痛、筋脈拘攣等，嚴重者甚至會綿延數十年之久。

女性在產後為什麼容易患筋骨關節疾病呢？《素問．五藏生成論》中指出：「諸筋者皆屬於節。」節者，骨之接合處也，這個「節」就是指關節部位。「筋者，肉之力也」，筋肉都緊附於骨骼，而筋又富有力量，所以筋的一個重要作用就是連屬骨節。中醫說久行傷筋，就是因為「諸筋皆屬於節」的緣故，走得太久，筋沒力氣連接骨，人也累得快「散」了。這是筋對於關節的重要性，其功能就是連接骨。

那麼筋連接骨的目的是什麼呢？即讓我們的肢體可以活動自如。也就是說，**筋掌管著人體的運動，筋的柔韌性強，骨節才能靈活**。如果全身骨節疼痛或肢體一動就「咔咔」作響，多半就是筋的問題。

《素問．痿論》中指出：「肝主身之筋膜。」中醫認為，**肝主筋，筋的問題就要在肝上找原因**。《素問．經脈別論》中講：「食氣入胃，散精於肝，淫氣於筋。」這是什麼意思呢？脾胃是氣血生化之源，血是飲食中的精微物質轉化而來。其中血藏於肝中，肝藏血做什麼用呢？濡養筋膜，所謂「肝者……其充在筋」。我們全身的筋膜有賴於肝血的滋養。**肝血充沛，肝氣充裕，筋膜得養，筋的力量就強健，肢體運動靈活**；反之，肝之氣血虧虛，筋膜失養，筋骨就會出現一系列問題。

女性產後血脈空疏，肝血不足，腎又主骨，肝腎皆虧，一旦不注意養護，筋骨問題就都來了。比如產後關節「咔咔」響，就是因為關節處潤滑成分少了，筋膜澀了，也就是筋膜失去了津血濡養。像這種情況，急需補血，養血以柔筋。您可能會說，它雖然響，但是並不痛。雖然不痛，但關節響就已經是血虛的表現了，提醒您筋骨營養不足。如果不多加注意，以後很可能出現骨質疏鬆，並引起疼痛，將來老了腿腳不聽使喚。

再比如，為什麼有的產婦總覺得手發麻呢？「肝在體合筋，其華在爪」，**血不養筋，導致筋無力，肢體就有麻木感，特別是手和腳的部位**。手得血則能握，足得血則能行。有的產婦腳後跟痛，這是腎虛比較嚴重。足少陰腎經起自小趾過腳跟處，精虧血虛，腳跟處經脈傷了，自然會痛。筋無力發麻的同時，有的還會伴有脹痛。因為「風」容易「鑽空子」，不論是外風還是內風，這個地方血虛不足，筋脈空虛了，就容易生風，這在中醫中稱為「血虛生風，虛風內動」。風攜帶入侵體內的寒濕之氣到處亂竄，患者就會怕冷，渾身大小關節疼痛，局部性疼痛，有麻木感的同時，還會出現脹痛。

所以說到底，還是血虛的問題。**腎主骨，肝主筋，凡筋骨上的問題都離不開肝腎**。產後女性一定要注意調養肝腎，補血養血，使筋骨得養。這裡為大家推薦一款防風湯，防風湯是歷代醫家沿用的一個養血祛風止痛方，只是主攻症狀不同，藥方配伍也不盡相同。下面的方子出自《醫略六書》，主要用於產後血虛受風，不能濡養筋脈引起的項背疼痛、關節痛、關節轉動不利。

藥方以防風四克（砂糖炒），獨活四克（鹽水炒），白芍四克（酒炒），川芎三克，人參四克，當歸九克，甘草四克（炙）組成，個人操作比較繁瑣，可以在藥店直接配齊。之後用水煎，去渣溫服。這個方子能祛風養血，使風邪外解，筋脈得養，達到養血脈以榮筋的作用。產後肝腎陰虧出現的中風、頭背僵硬、筋脈屈伸不利，都可以透過這個方子養血柔筋以緩解症狀。

其實，不僅正常生產的產婦需要對骨節疾患防患於未然，有流產、小產情況的女性，也要注意調理，否則同樣會罹患筋骨疼痛之症。生孩子、做媽媽是一件幸福的事情，女人想要產後不受罪，就是一句話，把產後補血養血的工作做好。

✦ 氣血不足，多吃水裡生的、地底長的

水裡生的物種稟含水氣、陰氣，可通利血脈、補血滋陰；土地中生長的物種不僅陰氣足，稟含的地氣還與人體的脾胃之氣相符，可健脾益氣生血。因此，陰血不足，以及陰津虧損者，都可以多吃些水生土長的食物。

女人血虛、貧血，都可以說成陰血不足。這個「陰」字該怎麼理解呢？**中醫把無形的歸為陽，**

有形的歸為陰。氣能溫煦周身，但它沒有形狀，就像陽光一樣，為陽；血能滋養五臟六腑，就像水在地底下灌溉大地，使之不乾涸，所以為陰，即「陽化氣，陰成形」。

正是因為血屬陰，所以血虛補血，就要多吃一些入陰分的食物。舉個例子，中醫有種病症叫做「血枯」。平時我們都說海枯石爛，海枯是大海裡的水沒了，血枯就是人體的血衰少，或瘀滯不暢，主要表現在女性月經方面，要麼是血少經閉，要麼是月經延遲，且量特別少。這些情況可由年少氣盛之時，醉以入房，傷精耗血引起，都屬於肝血大傷，肝陰受損。怎麼辦呢？就要用陰性的食物以活血養陰。

《素問》記載了一個治療血枯的方法。用四份烏鰂骨和一份藘茹，用雀卵液攪均勻，搓成豆子一樣大小的藥丸。用鮑魚汁引服，飯前五粒食用。這裡面用到了四味藥，而烏鰂骨即烏賊骨，還有個名字叫海螵蛸，它是收斂止血藥，可以治療各種出血症狀，如吐血、衄血、嘔血、便血、崩漏等。同時它還能活血通經，治療女子血枯經閉、傷肝的病症。因為烏賊生活在海底，這裡用它的陰性和活血功能，把鬱閉的血打開。藘茹為現在一種名叫茜草的中藥，既可以涼血止血，又可以活血化瘀。雀卵即麻雀蛋，氣味甘、溫，能補益精血，眾所周知，它可用於男子陽痿，但其實它補益精血的功效還能用於女子血枯。最後就是鮑魚汁，鮑魚也是生活在水裡，補陰氣，味濃味厚，善入陰血以生血。但它屬名貴之品，其實只要是魚類都有效果，可用鯽魚代替。原因是魚屬於水中之物，能入水臟、通血脈，可以很好地補益陰氣。常煮魚湯魚汁喝，對女子養陰血非常有好處。比如，人們常用鯽魚湯通乳。乳汁為血所生化，鯽魚通利血脈，自然有利於產婦乳汁豐盈。

由於這個方子出自《黃帝內經》，非常古老，取材也比較稀罕，效果究竟有多神奇，人們現在嘗試的也不多。但大家從中可學會一種補益的方法，就是利用走陰分的藥來滋養陰血。陰分指的是什麼呢？即各種屬陰的層面，多與津液、陰血相關。比如病入陰分，可以說這個人陰津虧損，如肺結核的盜汗就屬於燥傷陰分。這裡建議大家，**血虛的人要多用些陰性、稟含陰氣的藥食**。這樣的食物，多為水裡生的和地下長的。道理很明顯，這是利用中醫「同氣相求」的原理：水裡生的陰氣足，地下長的地氣足，地氣也屬於陰。

水裡的，比如牡蠣。牡蠣也叫海蠣子、牡蛤，屬生活在淺海泥沙中的貝殼類軟體動物。牡蠣味鹹，性微寒，一般海鮮類都具有海的鹹腥味，鹹味入腎，可益精生血，適用於陰血不足證。有人會說，入腎的食物很多，牡蠣有什麼特別之處呢？答案就是它秉承的陰氣足。牡蠣的滋陰效果非常好，它的微寒之性能夠滋補腎水，發揮補陰的作用。血虛的人有一個明顯特徵，就是神思恍惚，幾個人聊天，別人都很活躍，就他不知在想什麼，目光發直發愣，常恍神。心主血，藏神，體內血不足，人就沒有神采，注意力不集中。陰血不足，容易化火，虛火漂浮不定，人就心神不安，驚悸失眠。這叫做血不養神。怎麼辦呢？需要益精生血，滋陰養血，這樣才能把神定住，血足神自安。

《食經》中講道，牡蠣可「治夜不眠，志意不定」，是說牡蠣具補血滋陰的功效，為非常好的養血安神之品。

再者，肝主藏血，血虛的人肝陰受損。肝之陰血不足就容易出現肝風內動，這個「風」指內風，它順著肝氣的生發往上走，加上風具有搖擺不定的特徵，人經常感到頭暈目眩、頭腦發脹、步履不穩。風游竄於筋絡，會導致皮膚搔癢、筋脈抽搐拘攣。血虛之人，都可以食用牡蠣這樣的水產品。肝陰受損說明水（腎）不涵木（肝），可以補腎水，自然可以平肝息風。**牡蠣除了入腎經，還入肝、膽經，本身就具有平肝養陰的功效**。另外，大家想想，海上經常風起潮湧，海灘上潮起潮落，牡蠣能在淺海泥沙中生存，說明它不懼怕風。在五臟中，肝最易生風，所以水中物種大多有益肝臟，加上它們本身具有的陰性，補血滋陰效果非常好。就像我們熟知的魚肝油，是從魚類肝臟中提取加工而成的，可用於結核病、夜盲症、眼睛乾燥腫脹等。不過牡蠣一般不宜多吃，因為它有很好的固脫收斂作用，可用於滑精、崩漏等，吃得太多會造成便秘。

再來說說地下長的。地屬陰，土裡長的藥食同樣陰氣足，多數有滋陰的效果。我們可不能小看這些「土裡土氣」的藥食，生長在土裡，使它們稟含一種地氣。脾胃在五行中屬土，地氣在人體內由脾胃所主。而脾胃又是人體氣血生化之源，脾胃之氣足，血自然生化得多。所以，這些食物一般都有健脾、和血、滋陰的效果，常見的有山藥、地瓜、紅蘿蔔等。血虛不足，尤其是氣虛的人，多吃些土裡長的藥食，可以健脾益氣生血。

簡單地說，其實**養生就是一個注意不過度損耗，並獲取身體所需的過程**。對於血虛的人，什麼樣的生活方式和習慣會導致陰虛損耗，我們就將它改掉；哪一類食物有益陰血的補益，平時便多注意汲取。細節做好了，健康也就如期而至。

✦以血養血，血餘炭治療多種出血疾病

中醫說「紅見黑止」。從五行來看，紅色屬火，黑色屬水，紅色的出血類疾病見了黑色的血餘炭，就像火見了水一樣收斂、消退而止血。實際使用上，血餘炭確實可以治療吐血、便血、月經過多等疾病。

我們去理髮店理髮，看到老闆把所有剪下來的碎髮小心地掃起來裝進袋子裡，做什麼呢？很多人都說可以賣錢。如果是長頭髮，倒是可以做成假髮或接髮使用，那麼那些細碎的頭髮有什麼用呢？這是很多人的小疑問，有時候連理髮店老闆自己也說不清別人把頭髮買去做什麼。實際上這些碎髮最後常常是用來製成中藥——血餘炭。很難想像，頭髮這種身體的附屬物，居然和人的疾病息息相關。事實上，髮為血之餘，如果把身體看做土壤的話，那頭髮是身體氣血養出來的「莊稼」。

一方面，**頭髮可以反映一個人健康與否**，如果體內血足，頭髮就會濃密，如果血虧血熱，頭髮就會乾枯分叉，另一方面，則可以用血餘炭來治療疾病。

那麼，頭髮能治療哪些疾病呢？古人認為，頭髮具有滋陰養血的作用。人的頭髮從陰血生出，又是「腎之華」，從下往上生長，即得血之陰氣，又得頭之陽氣。用火炮製後，顏色極黑，不僅能壯腎，還能大補肺氣。正因為它陰中有陽，靜中有動，所以在陰分可以培形體、壯筋骨、托癰疽；在陽分可以益神志、辟寒邪、溫氣海，確實是補養精氣的重要藥物。例如《本草綱目》記載有個叫劉君安的人，曾用自己的頭髮連同頭皮屑垢各取等份，煅燒存其藥性，搓成豆粒大的小丸子，每服吃三丸，美其名曰「逐精丹」，據說可以使頭髮不變白。另外在一本叫《老唐方》的藥書裡面，也有人用自己的亂髮，洗淨，每一兩加入四川花椒五十粒，用泥封固，入瓶中煅燒，至黑，研成末，每次空腹酒服一錢，可使鬍鬚頭髮變黑。

在臨床上，頭髮最早、最廣泛的用途就是止血。早在春秋戰國時期，古人就已經懂得煅燒頭髮來治病養生了，例如《黃帝內經》中就有「鬄其左角之髮方一寸，燔治飲以美酒一杯」的記載。燔為焚燒、炙烤之意，意思就是可將頭髮煅燒後治療疾病。陳言的《三因極一病證方論》用其治療肺癰吐血，《聖濟總錄》中用其治療上下諸出血，《普濟方》用其治療大便瀉血。朱震亨在自己的著作《丹溪心法》中記載，有一次他的表弟大便下血，找了很多醫生，服了很多藥都沒治好。朱丹溪用滋陰補虛清熱解毒方劑，加上血餘炭一錢煎湯送服，結果十五天後就痊癒了。血餘炭治療血症的功效看起來有些不可思議，然而究其治療血症的原因，與「髮為血之餘」的理論有關。中醫認為，五臟之中，心臟主血，人的頭髮是人的心血所生，如果服用碳化的頭髮，自然有同氣相求的功效，

所以**血餘炭可以治療多種出血性疾病，不僅用於止血，還有化解瘀血的功效，同時還能滋生新血，是非常好的血症用藥，無論是吐血、衄血、便血，都可用血餘炭來治療**。例如用血餘炭治療婦科崩漏，即使只有一味血餘炭，也可發揮很好的治療功效。只要將血餘炭研末，每天口服1.5～3克，分三次服用，每次從月經來潮第二天開始服，連服3～5天，月經來得多的時候多服，少的時候少服，而經血一旦正常，則停止服用，經期一過也不再服用。血餘炭味道比較苦，口感如同木炭渣，有人會感到腹脹，甚至一日解大便數次，不必緊張，停藥以後症狀自然消失。一般藥店出售的血餘炭雜而不純，若能親自採用血氣旺盛的青年人之頭髮製成血餘炭，效果會更好。

血餘炭的炮製不是頭髮直接入藥，而是頭髮經過碳化後形成的炭渣，為什麼要燒成炭呢？中醫裡有很多需要碳化的藥物，常用來止血。有一次筆者給一位月經過多的婦女開藥，除了血餘炭之外，還開了好幾味炭藥，比如藕節炭、蒲黃碳、黃芩炭、杜仲炭。結果這位細心的知識女性惴惴不安地問：「怎麼這麼多炭啊？」筆者就告訴她說，這樣可以提高收斂止血的功能。不過在古代，早期的藥炭並不都是為了提高藥物的止血作用，直到元末，名醫葛可久使用「十灰散」治吐血，並將

此方記載於《十藥神書》中，於是「炭藥止血」的理論和實驗才逐漸完善和豐富。藥炭發展到現代，其止血作用，已近乎是其「專利」了。此外，由於出血是紅色的，而炭化的藥物都是黑色的，所以中醫把這個理論總結為「紅見黑止」。不僅在顏色上相對應，在五行理論上，紅色屬火，黑色屬水，因此紅色的血見了黑色的炭，就像火見了水一樣消退止血。臨床上製成藥炭能加強止血作用的中藥還有：茜草、貫眾、蒲黃、生地黃、槐花、荷葉、菊花、燈心草、側柏葉、白茅根、棕櫚皮、荊芥、雞冠花、艾葉等。如果內服，需要結合它們的性味歸經來選用，有些難度。但是，單純使用各種藥炭末，外敷治療多種外傷性出血，效果是極為明顯的，所以家中備用一些血餘炭，可以用來治療日常不慎導致的出血。

炭藥炮炙的方法可以分為兩種。**一是炒炭，把生藥置於鍋內，小火翻炒至外部枯黑而內部焦黃**。不同生藥所炒的時間不同，大部分中藥可以使用炒炭法，但頭髮以及草類藥物易炒得過度，不宜使用。**二是煅炭，適合血餘炭、荷葉、燈心草等藥物**。其中血餘炭的煅造是這樣的：將雜亂的頭髮略微理順，儘量不要打結，然後用適量的開水和鹼性肥皂（洗衣粉是酸性的，不能用）泡洗二次，每次九十分鐘；再用清水沖洗三次，以見清水為宜。洗淨後攤在簸箕上曬乾。曬乾後如果仍有纏在一起的小結，要逐一用手撕開，使之成為髮絲，再曬乾。這時候才算是全乾了。一般曬乾後頭髮會失去大約20％的重量，例如一千克頭髮，洗淨曬乾後只有八百克。然後將頭髮放在鍋內，反扣一個無耳的小鍋作為鍋蓋，用泥巴封住鍋蓋邊緣，泥上再鋪一層細沙，這樣泥巴被烤出裂縫時，細沙可以填充進去，同時也可以讓煅燒的煙氣發散出來。以小火緩慢加熱，等煙氣散去，可以開始測試煅炭的火候：將水滴滴於反扣的鍋底上，如果立刻「嗤嗤」冒蒸汽，即表示火候已到。或用黃色的毛草紙貼在鍋蓋上，如果立刻被烤成焦黃色時，便可以停火，冷卻後取用。

有些人會以為血餘炭就是頭髮燒成灰而已，但仔細研究它的炮製過程，血餘炭是炭不是灰，炭是在隔熱密閉下加溫相對燃燒而成的，不像頭髮灰是自然狀態下充分燃燒而成的，雖然兩者藥性有相通之處，但藥效差異卻很大。一個朋友曾經跟筆者談起他遭遇的一件事情。某婦女更年期出血，請他診治，該朋友仔細診查後開了一個處方，其中一味藥就是血餘炭。由於他對治療該病十分有把握，就和患者說用過三劑藥物後一定能見效。然而三劑藥物過後，該婦女仍然出血不止，又來複診。該朋友又給她做了詳細診查，認為上次處方是正確的，不應無效，於是問這位婦女是從哪家藥房取的藥？藥品是否齊全？該婦女說是在社區的藥房取藥，藥很乾淨，不過藥房一時沒有「血餘炭」這味藥，於是藥房告訴她：「回去找一團人髮，然後把它燒成灰，就是血餘炭。」所以最好還是用煅炭的血餘炭，自己製作的血餘炭或者土法燒出來的髮灰也有功效，但最好只用於外敷止血。

✦順應月經週期，陰陽消長調經補血

月經與月亮相應，也有陰陽消長的變化。月經乾淨以後，體內陰血不足，此時為「陰長期」，需要滋陰養血；「的候期」類似於今天的排卵期，是「受孕的真機」，適宜交合；「月經期」是陽氣達到頂峰，夾瘀血下行，應當避寒養陽，助陰血疏洩為順。

很多女性從青春期開始，都會聽到長輩們的諄諄告誡，月經期不能這樣，不能那樣……但如果反問他們「為什麼不行？」很少有人回答得出來，一般只會說那是前人的經驗，不聽話以後老了就會吃虧！事實上，月經裡的養生法則遠遠不止這些。月經是女性最親密的「老朋友」，它將陪伴女性走過大半輩子，如果不瞭解月經週期的陰陽消長關係，並順應其發展規律而調理月經，就無法養出好的氣血。

中醫認為，男子屬陽，以精為主，女子為陰，以血為主。而女子「血」的代表性特徵——月經，與宇宙之陰氣是相通的，它上應天空之陰——月亮，下應大地之陰——海潮。由於月有盈虧，潮有潮汐，表現在女性，一般在十四歲前後開始一月一行，其週期恰與月球環繞地球一個月之數相符，所以稱為月經，古人也叫「月水」、「月信」。關於月經的週期，古人觀察到，絕大多數人一般一月一次。如果提前或者延後，就是月經失調。然而也有二月一行的月經，叫做「並月」；有三月一行的月經，叫做「居經」，俗稱四季經；也有一年一行的月經，叫做「避年」；更有一些奇特的女性，一生不來月經依然能懷孕生子，則稱之為「暗經」。《醫宗金鑑》認為這幾種屬於特殊情況，因先天稟賦不同導致。所以有些女性月經如果不是按月而來，只要時間比較規律，不影響生育，就不算病態，不需要治療。

不單月經週期，具體到月經在一個月裡的變化，古人的觀察也是細緻入微。大致可以分為「陰長期」、「的候期」、「陽長期」、「月經期」四個階段。女性如果根據這個陰陽消長的規律來調經補血，就可以像太陰、月亮一樣保持長久旺盛的生命力。

第一階段：陰長期（月經後一週）

月經乾淨以後到月經中期的排卵期之間，這一段時間是陰長期。在月經剛結束時，胞宮內陰血損失較大，女性體內缺血，需要以滋陰養血為主，促進體內「陰」的力量聚集，陰血充足了，就可以為下一次月經做好準備。

陰能生血，血至則陽氣可以漸漸生發，**中醫建議這段時間以養陰、封藏陰血為主**。所以要適當進補，比如製何首烏滋補肝陰，當歸活血養血，阿膠滋陰養血，這些滋補品可以適當加入食物中煲湯或做菜，一般每次3～5克即可，一週1～2次。而食用的肉類，最簡單的莫過於豬肉、排骨一類的湯品，其中豬為水畜，又是血肉有情之品，以血補血，滋陰的功效也很好，所以一週中可以2、3天喝豬肉湯。此外，女性在陰長期不宜過度節食減肥，很多女性一節食，就月經不調，其中一個重要原因就在於，陰長期最需要營養，一節食，氣血更少，就沒有足夠的血液來維持月經。

第二階段：的候期（排卵期前後，共十天）

「的候」二字，也許您只識其字而不解其意，其實這是中醫術語，是古人心目中男女「受孕的真機」，也是男人「一發中的最佳時刻」，類似於今天的排卵期。關於「的候」的具體論述，古人說它「一月只有一日，一日只有一時，凡婦人月經運行一次，必有一日情慾氤氳如水氣，在某一個時辰內，體內濕熱蒸騰，內心煩悶，精神恍惚，有欲交不可忍的感覺」。可見古人對排卵期的概念和表現十分瞭解。女性標準的排卵日期一般在下次月經來潮前的十四天左右。實際上受身體內外環境的影響，何時排卵是很難確定的，一般把計算得出的排卵日前五天和後四天，連同排卵日在內共十天稱為排卵期。

具體而言，月經過後，隨著體內陰血不斷增多，陽氣也隨之漸長起來，衝任氣血逐漸充盈，在排卵的那一天前後達到陰陽平衡，如果沒有交配，就進入由陰轉陽的過程，所以女性往外之「陽」的性衝動開始增強。此期的情緒和運動也可以稍微亢奮，但也不要過於激動，比如可參加一些輕鬆的音樂舞蹈活動。由於排卵期的時間比較短，**準備懷孕的女性可以在這幾天內安排性行為**，同時要保持樂觀、穩定的情緒，對受孕非常有益。在飲食上，可以食用一些溫陽活血的食物，比如紅花酒、當歸酒，早晚喝一些，連服5～7天，有助於誘導排卵。

第三階段：陽長期（月經前一週）

的候期如果陰陽交合受孕，胞宮募集的陰血陰氣可以物盡其用，進一步完成妊娠的原始任務；如果未能受孕，血無所用，已經達到飽和，盛極而衰，這時陽氣占上風，使募集的陰血有所出，這就是月經前期到月經來臨的這一段時間。由於這一時期陰血瘀滯，陽氣漸漸變得旺盛，所以被稱為陽長期。

陽長期不宜滋陰補益，因為此時胞宮血液已經開始淤積，而淤積狀態下再進補，只會使血液更加瘀滯。此時應以補陽為主，應該順應陽主動、陽主升、陽主氣等來調理身體。一般可以適當增加活動量，增加體育鍛鍊，使身體處於生動活潑的狀態。要運動減肥的女士可以在這個時期增加運動量，補充陽氣，不僅可以調經，還可以促進體內脂肪燃燒「化氣」的過程。

此外，應該注意避免寒濕等陰邪之氣，避免鬱悶等陽氣不得宣發的情緒，同時可以在身心安靜放鬆的基礎上，在清晨黎明寅卯之時，將兩手心搓熱，按摩腰部腎區，此時陽氣初生，可以促進腎中陽氣的培補，為月經的如約而至做準備。體內有寒濕的人，也可以在這個時候艾灸氣海、關元這兩個穴位，以體外的陽氣聯合體內的陽氣驅除寒濕。

第四階段：月經期（3～7天）

當體內的陽氣持續上升達到頂峰，太衝脈也日漸旺盛起來。太衝脈主氣，它的一個工作就是助陽化氣，夾胞宮瘀血下行，這個時候月經來臨。**此間應當以養陽氣，助陰血疏洩為順**。首先要避免寒濕，涼性食物容易影響經血量，造成血液凝滯體內不易排出。所以性涼的生菜沙拉要少吃，偏涼的綠豆可換成紅豆，綠茶可換成紅茶。偶爾吃一些甜食如紅豆芝麻粥等，也可以讓子宮溫暖，有助於經血排除乾淨。

生活習慣上，經期不宜洗頭髮、洗澡，儘量避免冷水、淋雨等，這都是古老的法則。如果不注意的話，會有什麼後果呢？第一會使月經量減少。以往子宮大量出血的婦女們不願找醫師看病，而用一個自療方法，即將頭髮用水打濕，使子宮收縮，血立刻止掉，這個古方法用的就是「寒則血凝」的原理。另一個就是容易患乳腺癌、子宮癌。月經來潮時，寒氣使體內的汙血未排淨，而殘留在子宮之內，乳房與子宮同屬肝經，因此瘀血日積月累，就容易發生子宮癌。在日本有人專門研究，如果改掉月經期間的寒涼飲食和生活方式，會使許多日本婦女因乳腺癌、子宮癌症及因患其他癌症開刀者，復發率大大降低。不要小看這個方法，現在這個療法已在日本廣為宣傳，每年有數萬人因此得救。

除了避免寒濕之外，還應避免鬱悶這些影響經血排出的生活習慣。另外，由於月經期失血較多，全身則會相對缺血，所以要避免久視傷血，觀看電視、電腦的時間以及伏案工作的時間都要適度減少。月經期是人體推陳出新的轉折過程，這是女性身體最脆弱的時期，是養生最關鍵的時刻，如果不好好休息，對身體的影響會比平時大得多。

綜合以上所述，氣血充盈，月經規律才會健康。「婦人以血為體」，女人的一生，經、帶、孕、產無不與血有關。所以，各位女性朋友如果希望容顏嬌美，身體健康，不能單靠化妝品的「粉飾」，也不能靠花花綠綠的保健品支撐，而要調經理血，這才是養顏之本。

血虛則補，有餘則瀉：
陰陽平衡是關鍵

補血更要行血：一補氣，二養津，三調溫

正所謂「流水不腐，戶樞不蠹」，事物只有運動起來才有能量，氣血也是如此。關於氣血養生，許多人往往做到了「補」，卻忘了「行」，血行不了，還是無法轉化為身體所需的能量。

如何才能使血「行」呢？有三點，即補氣、養津和調溫。氣為血帥，它對血發揮推動作用，只有氣足，血才能行。津血同源，兩者皆由飲食所化。同時津液又對血液發揮濡潤作用，它們之間的關係就像舟與水，無水則舟不行，所以補血的同時也要養陰津。此外，氣血循環還與溫度有關。「血得溫則行，得寒則凝」，想要使氣血通暢，溫度也是不可忽略的。

✦氣為虛時方可「補」，過度補氣血更虛

氣為血之帥，想要使血流動起來，就要補氣，但前提是血要足。如果血本身就虛，這時再去給它通，只會使虛的更虛。氣補得太過，還會導致氣行不暢，人就會出現胸悶、腹脹等現象。

中醫經常提到「氣血」，那什麼是氣血呢？它其實是由兩部分所構成，即「氣」與「血」。

我們先來看「氣」，氣的來源主要有三部分。第一是先天元氣，元氣又叫「真氣」，它是父母遺傳給我們的，是我們生來就具有的，主要藏於腎中，所以才有「腎為先天之本」的說法。從父母遺傳而來的畢竟有限，若是恣意揮霍，必定有「家財散盡」的一天。所以，需要不斷地讓它得到補充，這樣才能用之不竭。如何補充呢？首先就是飲食。我們吃下去的食物經過消化之後，其中有一部分化成氣。還有一部分來源於我們的呼吸。我們吸入自然界的清氣在體內和水穀精氣相合，稱為「宗氣」。宗氣是元氣的後備軍，對元氣發揮補充作用。

再來看「血」。血又是如何生成的呢？它的來源主要有兩部分，第一就是從飲食化生而來。食物經過脾胃的消化變成血，這是最主要的來源。第二就是腎，腎藏精，精生髓，精髓又可化生氣血。為什麼許多白血病患者要移植骨髓，原因就在這裡。正如《景岳全書》所說：「血即精之屬也，但精藏於腎，所蘊不多，而血富於衝，所至皆是。」中醫常用「血肉有情之物」，比如海螵蛸等來治療血虛，就是因為這些食物有補益精髓的作用，精足，氣血自然也就足了。

由此可見，**無論是氣還是血，它們的生成都與腎及飲食有著重要的關係**。氣與血，就像男人與女人，誰也離不開誰。氣能生血、行血、攝血，它對血發揮推動和固攝作用。只有氣足，血才能正常流動，才不至於逸出脈外。比如，一些大出血的人，中醫一般都是重用補氣藥。古人對此早有論述：「有形之血不能速生，無形之氣所當急固。」也就是說，血不能急速生成，它需要一個過程，這時就應該先補氣，氣足了，對血就會發揮固攝作用。中醫有一方劑叫「獨參湯」，整個藥方只用了人參一味藥，但效果卻很奇特。凡是那些因為大出血而導致的面色蒼白、全身癱軟、冷汗淋漓、氣息微弱，用之即癒。原因就在於人參是大補元氣的，透過固氣補氣，就可以增強攝血化血的能力，達到止血生血的效果。氣是動力，有了它，血才能行，並且是沿著脈道而行，而不是到處亂竄。氣虧虛，血就會瘀滯。所以，**想要血活起來，就要補氣**，但前提是血是充足的。如果說體內的血本就不足，這時再用補氣藥，只會使虛的更虛。為什麼這麼說呢？如果說血堵住、瘀住了，這個時候補氣，就等於給它施加了動力，讓瘀滯的氣血重新活起來。如果血已經不夠用了，這時再去通，只會更加不夠用。特別是現代人血液中的雜質較多，寒濕之邪較重，氣帶不動血，再去補氣，就會導致氣鬱。筆者就曾經遇到這樣一位患者，聽說人參大補，便天天吃，結果吃得胸悶氣脹，原因就是補氣太過，以致氣行不暢。

現代人不能隨便用補氣藥，就是因為現在氣虛的人很多。首先，**「勞則耗氣」**，如果整日加班，整天熬夜，那麼氣就會被過度消耗。很多人總是感覺累，就是因為他的氣不夠用了。再就是**「久臥傷氣」**氣是運動的，整日躺著，氣運行得就慢，氣機就會受損。

如何才能判斷自己是否氣虛呢？氣虛的人一般易感冒。**氣分營衛，營氣是運行於人體脈道中**

的，具有營養作用的氣，所以又叫「榮氣」。衛氣運行在人體體表，「衛」就是保衛的意思，它就像人體的一道保護屏障，正是因為它的保護，外邪才不能侵入人體。氣虛，衛氣護衛的能力就會降低，人就易患病。比如很多變應性鼻炎患者，突然吹了冷風就會發病，就是因為肺衛氣虛。衛氣虛的人，特別容易感冒，或患上呼吸道感染。

氣虛的人還有一個特徵，就是性格比較內向，不善言詞。因為說話也是耗氣的，所以這樣的人一般都懶言少語，也不喜歡運動，稍微一運動就出汗。汗屬於津液，中醫講津血同源，氣能攝血，亦能攝津。當氣不足時，就無力固攝津液，人就容易出汗。很多人夜裡易盜汗，其實也是氣虛。

氣虛的人舌虛胖，而且邊緣有齒痕。脈弱，診脈的時候要用力按，才能感覺到脈搏的跳動，跳得也比別人慢。因為人的脈像是要靠心氣來推動的，推動的力量不夠，脈搏自然就會緩、會弱。

如果您有上以上症狀，這時應該補氣。說到補氣，最常用的就是人參了，除此之外還有黃耆。黃耆始載於《神農本草經》，李時珍在《本草綱目》對其名稱的解釋為：「耆，長也。黃耆色黃，為補藥之長，故名。」黃耆來源於豆科植物黃耆的乾燥根，味甘，性微溫，為補氣的要藥。它與人參有什麼區別呢？人參偏重於補元氣，比如用於休克、虛脫等症，人參能發揮很好的治療效果。而黃耆則側重於補虛，比如平時說話言語低微、受風即感冒，這時用黃耆能發揮很好的效果。特別是經常感冒，這叫「表不固」，用幾片黃耆泡茶喝，就能發揮固表的效果，預防感冒。但如果已經感冒，就不能用黃耆了，否則會把邪氣封在裡面。黃耆不僅是常用的中藥，也可以用來調味，煲肉時加些黃耆還有去腥的效果。黃耆與母雞一起燉，補氣補血的效果是最好的。為什麼這樣說呢？因為公雞為雄，屬陽，溫補的作用較強，吃了易上火。民間就將其列為發物，有過敏症或是牛皮癬的人不宜食。而母雞為雌，屬陰，有滋陰養血的效果，與黃耆一同搭配，既能補氣又能補血。比如產後婦女坐月子，老人一般都會給她燉母雞湯，就是這個原因。黃耆燉母雞無論對體質虛弱的老人，還是氣血虧虛的女人，都有很好的補益氣血效果。

✦天氣通於肺，地氣通於嗌，補氣也需從天地借力

「人得天氣而生，稟地氣而長」。所謂「天氣」，就是我們呼吸大自然的清氣；「地氣」則是從飲食中而得來。我們補氣自然也要從這兩個方面入手，如此便可借天地之力了！

人活著，無非就是為了一口氣。這口氣是怎麼來的呢？中醫認為它來於自然之氣。《素問．寶命全形論》指出：「天覆地載，萬物悉備，莫貴於人。人以天地之氣生，四時之法成。」何謂「天地之氣」？《黃帝內經》對此有進一步的解釋：「故清陽為天，濁陰為地；地氣上為雲，天氣下為雨；雨出地氣，雲出天氣。故清陽出上竅，濁陰出下竅。」古人認為，**天就是「氣之清輕者」上浮**

而成，而地就是「氣之濁者」下降凝聚而成。

「地氣上為雲，天氣下為雨；雨出地氣，雲出天氣」。地面水汽蒸騰，化為雲。雲為天氣，因為它是清輕的。當它裡面的水汽越來越大，變得重濁時，就會化為雨落到地面上，這時就成為地氣，如此循環往復。所以說「雨出地氣，雲出天氣」。人體也是與此相對應的。「清陽出上竅，濁陰出下竅」。中醫認為人有九竅，眼、耳、口、鼻這七竅位於頭部，所以稱為「上竅」或「清竅」。另外還有兩竅，就是前後二陰，稱為「下竅」或「濁竅」。「清陽」和「濁陰」又是從哪裡來的呢？它的來源有兩個方面，一種是呼吸，也就是我們吸入自然界的清氣，即所謂的天氣；另一種是飲食，也就是地氣化生而來。

中醫講，「天氣通於肺，地氣通於嗌」。什麼是「嗌」呢？清代名醫袁仁賢的解釋是「嗌者，口內總機關，統咽喉言也」。可見，「嗌」就是我們所說的咽喉。咽喉是進食的通道，張景岳認為「地氣，濁氣也，謂飲食之氣」，所以我們進食也是在吸納地氣。

吃下去的食物經過胃腸的消化，一部分轉化為水穀精微，這種精微之氣叫做「清陽」。清陽以上升為順，所以它可以濡養人的臟腑肌肉，包括面部孔竅。**剩下消化不了的食物殘渣則成為糟粕，這就是「濁陰」**，它是以下降為順的，並透過前後二陰，以大便、小便的形成排出體外。

「清陽發腠理，濁陰走五臟」。清陽之氣因為其清，所以可以走到肌肉組織比較細微的地方，比如人的體表毫毛；凝重的則會走到人的臟腑中。「清陽實四肢，濁陰歸六腑」，清陽之氣有發散作用，所以可以濡養四肢；比較沉濁的氣則是往內收，歸於六腑。

人想要補氣，自然也要從這兩個方面入手。我們先來看「天氣」，**「天氣通於肺」，吸納天氣自然就得從人的呼吸入手**。中醫有很多的呼吸吐納之法，都是用來調息的，比如龜吸法、六字訣等。其實外在的形式都是次要的，關鍵是要記住要領。戰國時期有《行氣玉珮銘》，專門記述了「行氣」的要領，概括起來就是：「行氣，深則蓄，蓄則伸，伸則下，下則定，定則固，固則萌，萌則長，長則退，退則天。天幾春在上，地幾春在下。順則生，逆則死。」意思是說，吸氣的時候一定要深，然後引氣下伸，稍停，使其固於下焦。然後緩緩呼出，這個過程就像草萌芽一樣，蠢蠢欲動，充滿生機，感覺氣在一點點地往外「長」，直至將胸中的穢氣完全吐盡為止。這樣，天機便朝上動，地機便朝下動，天地之機正好交合，這就是呼吸的要領所在。無論是龜吸法還是六字訣，練習時都要本著這個原則。

再來看地氣，**地氣是水穀之氣，所以我們要在「吃」上下工夫**。「清陽出上竅；濁陰出下竅。清陽發腠理；濁陰走五臟」，我們吃下去的食物也是遵從這個規律。那麼食物又是如何來分陰陽的呢？中醫認為，「氣味辛甘發散為陽，酸苦湧泄為陰」，比如薑、蔥、辣椒等，人吃了後會感到血脈賁張，大汗淋漓，就是因為它是發散的，往外走，所以屬陽。「清陽發腠理」，清陽之氣清，那麼就往末端、往外走。比如感冒藥多半是辛辣的藥，就是因為它能把體表的病邪給推出來。而苦瓜、苦丁茶這些吃多了會腹瀉，因為它是酸苦湧泄的，氣比較濁，就會往下面走、往裡面收，沉到身體的裡層，這叫「濁陰走五臟」。比如一些補藥，都是比較有味道的藥，就是為了讓它補進去。所以，想要補氣的話，辛辣食物一定要少吃，因為它會散氣。吃得太多，就會「筋脈沮弛」，「沮」是懶散的意思，「弛」是鬆垮，渾身懶洋洋的，連精神也渙散了。

那麼吃什麼呢？多吃一些地裡長的食物。什麼是地呢？《黃帝內經》指出「濁陰之氣積於下，而成地」，如馬鈴薯、地瓜、山藥等。這些植物由於生在土中，吸納的土氣較多，這是濁陰之氣，是往裡收的，多吃一些就能有補氣的效果。

中醫講究「天人合一」，無論是治病還是養生，都要從這個角度出發。只有學會從天地借力，能量才能源源不絕，針藥亦退居其次了！

✦ 血若舟，津若水，若要舟行，必先增水

清代醫家周學海曾對血與津的關係做過一個比喻，他說血與津就像舟與水，沒有水的話，舟就沒辦法行走，陰津虧虛也容易導致血瘀。所以補血的同時還要注意養陰，如此才能讓氣血流暢。

氣血虛了就得補，補完了還得做一項工作，就是「行」。如果少了這一個環節，那麼血仍是「死」的，發揮不了應有的功效。

「氣為血帥」，所以說到行血，人們首先想到的就是補氣。但是這樣還不夠，還得滋陰，也就是我們所說的滋養津液。中醫有「津血同源」的說法。所謂「同源」，指的就是水穀精微。**我們吃下去的食物，一部分化為血，一部分化為津液**。《靈樞．邪客》提出：「營氣者，泌其津液，注之於脈，化以為血。」津液又可以分為兩部分，《黃帝內經》指出：「三焦出氣，以溫肌肉，充皮膚，為其津，其流而不行者為液。」一般來說，津性清稀，流動性較大，主要散布於體表、肌肉、孔竅等部位，並滲入血液，發揮滋潤作用，因此從性質上來講，它屬陽。液性稠厚，流動性較小，主要灌注於關節、臟腑、腦、髓等組織器官，發揮濡養作用，它行於內，從性質上來講，屬陰。

津液與氣血之間是相互轉化的，《靈樞．癰疽》指出：「中焦出氣如露，上注谿谷，而滲孫脈，津液和調，變化而赤為血。」津液經孫絡滲入血脈，成為化生血液的基本成分之一。為什麼醫院會為很多急症患者輸生理鹽水？從現代醫學來看，血液的主要成分就是血漿，血漿的主要成分是水，就是因為「水入於經，其血乃成」，他的氣血足了，慢慢就會有抵抗力了。

津液的範圍很廣，向內，比如胃液、腸液、關節液；向外，比如汗、眼淚、鼻涕，這也是津液。凡是失血症，比如外傷出血、吐血、崩漏等，中醫忌用發汗的辦法，那樣就等於繼續奪他的血。同樣，一個人如果上吐下瀉，汗出涔涔，口唇、鼻子乾燥，這個時候也不宜用破血、逐血的藥劑，否則會引起血虛。「奪血者無汗，奪汗者無血」的道理就在於此。

津液還有一個作用，就是行血。周學海的《讀醫隨筆．氣血精神論》認為津液可以「使氣血得以周行通利而不滯者此也。凡氣血中不可無此，無此則槁澀不行矣」。他對此做了一個形象的比喻，他說血與津的關係就像舟與水，沒有水的話，舟就沒辦法行走，這樣也容易導致血瘀。

哪些情況會導致津液虧損呢？比如熱證。中醫有「伏火鬱蒸血液，血被煎熬而成瘀」之說。為什麼人上火之後會口乾舌燥，就是因為虛火煎蒸氣血津液。如果不把火降下去，血液受煎就會濃縮，慢慢地也會變成瘀血，比如很多高血壓病患者就是陰虛火旺體質。

中醫有種病，叫「乾血癆」，類似現在的閉經。《紅樓夢》中的香菱得的就是這種病。看過《紅樓夢》的朋友應該知道，香菱是沒有孩子的，因為她「血分中有病」，後來受到薛蟠妻金桂的虐待和毒打，一生氣就得了乾血症，一日日地瘦下去。乾血症其實就是虛火久蒸，乾血內結，瘀滯不通，以至於新血難生導致的。現在也有很多女性朋友一生氣月經量就會變少，或是出現血塊，就是因為鬱則化火，灼傷津血。這個時候可以服些「越鞠丸」。越鞠丸是朱丹溪發明的，它的功效就是行氣解鬱，是專門為鬱悶不舒的人定製。另外，女性朋友也可以多喝些玫瑰花茶。玫瑰花既能理氣又能化瘀，還能養顏，對於女性朋友來說是一味不可多得的保健佳品。

所以，想要使血流動起來，還得注意養陰。那麼哪些情況是陰虛呢？比如皮膚乾燥、易脫皮，總感覺口渴、想喝水，舌苔少、薄，舌頭偏瘦，夜裡盜汗。典型的陰虛之人，臉頰還會發紅，這種紅是浮於淺表的，看上去很漂亮，其實是陰不斂陽所致。

怎樣才能滋陰呢？首先就是確保睡眠。**自然界中，日為陽，夜為陰，人好好睡覺其實就是在養陰**。中醫講，陰陽互根，「陽生於陰，陰生於陽」。在睡眠過程中，陽氣是潛藏的，它潛藏到陰氣當中，進行能量的補充，這時陰陽是合抱的。如果整天熬夜，該靜的時候靜不下來，就會消耗陰液，陽氣無法潛藏，也會過於亢盛，時間久了，就會導致陰虛陽亢。熬夜的人多會出現上火症狀就是這個原因。想要養陰，首先就得確保睡眠，好好睡覺。

再來就是少吃一些煎炸、油膩、辛辣的食物。五味之中，酸苦甘鹹屬陰，只有辛味屬陽，所以它有發散的作用。比如人喝薑湯就能發汗，就是這個原理。如果辣的食物吃得太多，體內的陰氣就會被驅散，水液陰津就會虧損。南方人愛吃辣，就是因為它能除濕，但如果體內津液本就虧少，再吃辣的就似火上澆油了。

上面兩種方法僅僅是預防，另外還得養。此外，中醫有一款藥茶，叫「生脈茶」。這款湯劑由五味食材組成，即五味子、人參、麥冬、冰糖和花茶。這款藥茶出自《備急千金要方》，最早是由藥王孫思邈提出來。其中人參是主藥，能大補元氣。麥冬可清熱養陰，五味子是酸的，可以把氣收住，斂汗生津。再加上冰糖也是滋陰的，這幾味藥，一補一清一斂，就可以發揮斂陰生津的效果。比如夏天一些人出大汗虛脫了，喝些生脈茶立刻就能緩解。平時有心悸、易出虛汗、口渴等氣陰兩虛症狀的人，喝些生脈茶能產生很好的效果。

另外，有些食物具有滋陰功效，比如百合、銀耳、墨魚、小米等。平時熬些百合銀耳湯，多喝些小米粥，有很好的滋陰活血效果。

✦太極滋陰法，治療肝腎陰虛口乾、失眠

在各種養生功法中，常常可以見到抱球的動作。汲取陽氣的時候，雙手應往天空抱球；而要滋陰的話，就要朝身體下方抱地氣；太極講究的是陰陽和諧，所以抱球一般是抱在腰間。因此，如果遇到肝腎陰虛引起的口乾、失眠、更年期提前等症狀，抱地氣是最便捷的滋陰方法。

陰虛，是誰也逃不掉的事情。中醫認為，人體內的陰氣不管多少，也像四季一樣，要經歷春生、夏長、秋收、冬藏的過程。陰血、陰氣與生俱來，年輕的時候可以不斷地得到滋養和補充，但隨著年齡的增長，又不斷地被消耗，到中年以後，就彷彿由夏入秋，相對於青少年時期，就顯得有些「陰虛」了。《黃帝內經》中所說「年四十，而陰氣自半也」就是這個道理。也就是說，在沒有

任何疾病的自然情況下，**過了四十歲，陰虛就會不請自來，這是人生的必然歷程**。

陰虛之中，肝腎陰虛對人來說不是個生疏的詞，特別是看過中醫的中老年人，經常會被醫生診為肝腎陰虛。為何肝腎陰虛總是一起發生呢？據中醫臟腑學說，五臟之中，心肺為陽，肝腎為陰，陰虛則肝腎先虛。其中肝在五行屬性中屬木，腎屬水，「木」要靠「水」滋養，這兩臟均位於人體下部，是下焦的重要部分，且功能上關係密切，在許多時候是「一榮俱榮，一損俱損」，發生虛證時也常常是肝腎俱虛。這樣一來，人上了年紀，難免會肝腎陰虛。

肝腎陰虛又稱肝腎虧損。其中，肝藏血，腎藏精，精血又可以互相轉化，所以肝腎陰虛證以陰液（精血）虧虛、陰虛內熱、虛火內擾三組症狀為表現。比如頭暈、眼花、耳鳴、兩肋隱痛、腰膝酸軟等常常為肝腎（精血）虧虛；而眩暈、耳鳴、五心煩熱，低熱顴紅、肋痛、腰膝酸軟則是陰虛內熱；眩暈、耳鳴、急躁易怒、頭重腳輕、腰膝酸痛、多夢、遺精則屬於虛火內擾。

總合來說，陰虛生內熱，因此陰虛常常表現出「熱」象，且五臟皆可出現，如五心煩熱、口乾咽燥、神煩氣粗、尿黃便乾等。另外，體質虛衰、心悸氣短、頭暈眼花、精神狀態差；中年女性常見的月經不調、面色無華、黑色素沉澱，以及黃褐斑、蝴蝶斑滋生等，都是陰虛的表現。值得注意的是，判斷身體是否陰虛也需要綜合考慮，如果上述症狀還伴有經常失眠，且年齡在四十歲以上，工作壓力大，常熬夜，基本上就可斷定是陰虛了。一般人最初出現這些陰虛症狀的時候，如果去醫院檢查，往往又查不出任何疾病。所以**在陰虛早期一般不是病**，**只是一種功能開始衰弱的現象**，**可以透過養生來預防和改善**。保養好的人，陰虛可能來得慢些，過了五十歲才出現，像有些女性過了五十歲仍然月經正常，就是陰氣旺盛的表現；而保養不好，生活不規律的人，則有提前的可能，也許二、三十歲就成了陰虛。而現在女性面臨更年期提前的問題，就是典型陰虛。這種情況如沒有得到重視，極可能造成其他陰虛類的疾病提前到來，比如糖尿病、高血壓、中風等多種病症。

滋陰最簡單的方法莫過於「太極滋陰法」。一說太極，很多人都知道其中有一個抱球的姿勢，還有人編了一些口訣：「左抱一抱西瓜，右抱一抱西瓜，推給你，推給他；中間切開，一半分給你，一半留給他……。」這裡的西瓜說的就是抱球的姿勢。在各種功法中，抱球的姿勢很多，手法卻有些差異。天為陽，地為陰，太極講究的是陰陽和諧，所以抱球時一般是抱在腰間，取陽氣就是往天空抱球，而如果要滋陰的話，就要朝身體下方抱地氣，具體方法是自然站立，兩腳與肩同寬，兩手下垂，呼吸自然。繼而雙手隨身體緩緩下蹲，兩手掌仍是「太極掌」的姿勢，也就是指尖微屈，半開半張，雙臂微屈，隨身體向下，好像是水中撈物一樣，自兩足處撈起。然後身體徐徐提升，兩手隨之將所撈之氣沿著大腿內側裝入腹部，如此周而復始。

練習時注意速度要比較慢，身體下蹲時微有蹲意即可，老年人不要下蹲得太過，以免失去重心站立不穩或損傷關節，或者頭部過低使氣血上衝而致頭暈。一般每次抱三十六下，時間3～5分鐘。地點沒有特別限制，戶外、室內皆可，且男女老少皆宜。對肝腎陰虛引起的面目發紅、口乾舌燥、心煩失眠、頭暈、頭痛、耳鳴等有很好的效果。

眾所周知，**肝經、腎經的濡養對肝腎內臟的調理非常重要**。而足少陰腎經、足厥陰肝經都循行於大腿內側，滋陰抱地氣法循行的路線和這兩條經絡也是一致的。此方法就是以採集地之陰氣為手段，疏導肝、腎兩經，以達到滋補肝腎的自然鍛鍊養生法。只要不是器質性病變，皆可透過此法加強自身肝腎功能的調節，實現人體陰陽平衡，防病治病。而且太極拳在理法上以養神、虛靜為主，主張中和、節制，並與修德、修身相結合。在方法上，體現在動靜、虛實的結合轉換，因此更適合陰虛火旺體質人群作為防病、調理之首選運動方式；而對於久病體虛之人，更是一劑養陰良藥。

抱地氣的動作，對女子來說，不僅可以養陰養血，還可以塑身。日本有一部根據真人改編的知名電影，叫做《令人討厭的松子的一生》，裡面的主角松子小姐是個充滿魅力的女人，她健身的方法，就是每晚穿著運動服，反覆練習屈蹲做抱氣的動作，電影裡雖然沒說這是抱地氣，但卻說這是她保持身材性感火辣的秘訣。女士們如果能多多練習，對保持身材很有好處。

此外，有肝腎陰虛表現的中老年人，可以適當服用一些補益肝腎之品，這就像給樹根澆水。一棵大樹，要經常往根上澆水，才能成長，疾病才能去除，人也不會早衰，比如著名的「蟲草老鴨湯」就是一例滋陰的藥膳。總合來說，陰虛內熱之人適宜多吃滋陰瀉火之物，如百合、枸杞、麥冬、沙參、蓮子等，泡茶飲或煎湯喝。再次，飲食上以清淡滋補為主，一些甘潤生津的食物，如豬蹄、黃豆、牛奶、蜂蜜、雞蛋、甲魚、海參、銀耳、紅棗、核桃、芝麻等，都對陰虛體質的調養很有好處。蔥、辣椒、羊肉等燥熱之品由於可能加重陰虛症狀，宜少吃。最後，陰虛之人在鍛鍊時，切不可選擇劇烈運動，一般以微微出汗為宜。有些中年女性想用劇烈的運動來減肥，可能會加重陰虛症狀，而且不如緩慢、少量多次的運動有效。

✦ 心臟最需陰來濟，「三陰掌」、「三陽掌」讓心氣心血「活」起來

中醫認為，五臟之中，心臟屬火，最需要腎陰之水來相濟，因此人體的陰血陰氣一旦減退，心臟的反應是比較敏感的，不單有感官反應，比如心慌、胸悶、心跳加快等；在外觀體徵上也常常有明顯表現，比如眉心有橫紋、掌心有貫橋線、臉部浮腫脫形等。

有位老朋友跟筆者說：「人一上了年紀，渾身上下都會有些不舒服，如果某天早晨發現自己沒有難受的感覺，那應該就是死了吧。」這話雖然有些誇張，但人一上了年紀，陰陽二氣都消耗過半，問題自然接踵而至，心臟不舒服是比較明顯的問題。中醫認為，**五臟之中，心屬火，最需要腎**

陰之水來相濟，人體的陰血陰氣一旦減退，它的反應是比較敏感的，不單有感官反應，在外觀體徵上也常常有明顯表現，其中主要有四個方面，下面我們分別進行論述。

①**鼻橫紋**。中醫認為，兩眼之間為心，因此鼻樑與眉心之間出現橫紋，大都暗示心臟不太好。當然這不是唯一標準，還需要結合其他表現綜合觀察。

②**貫橋線**。與感情線、智慧線和事業線相交的就是貫橋線。如果手掌上有貫橋線，代表此人心臟偏虛，當然這也不等於一定有心臟病，只是有潛在的可能，或者偶爾會感覺心臟不適。

③**臉浮腫**。俗話說，男怕穿靴女怕戴帽，其中穿靴說的是腿腫，多為腎臟疾病。戴帽說的是臉腫，多為心臟有病。因此不論男女，臉部浮腫都是不太好的，是心陰不足、心氣發散過度的表現。

④**太愛笑**，**忍不住地哈哈大笑**。不是說笑一笑，少一少嗎？確實，笑，容易讓人精神爽，但凡事都有一個度，不可過。中醫認為，大喜過喜使人神氣渙散，若收斂不住就容易傷心。

總之，如果上述四點都吻合的話，此人是心臟病患者的可能性較大。只是，當疾病處於潛在、隱形的狀態下，這些信號是不太明顯的，比如紋路比較淺，可能要到老年才會發作。

除了這些細緻的外觀信號，心臟易出現一些不定期的不適感。很多老人都會覺得無事心慌、胸悶，有時候心跳還不自覺地突然加快。他們一開始會以為自己得了心臟病，於是趕緊去醫院做心電圖，結果完全正常。醫生說心臟病不發作的時候不容易查出來，然後會建議做24小時運動心電圖，於是當事人必須於24小時內胸前黏著導線，背上一個小日記本大的「盒子」，同時記錄下自己此期間的行為起居和感受，匯報給醫生。然而二天後，該心電圖可能仍然顯示正常，因此通常到最後也查不出病因。

像這種症狀，西醫稱為「心臟神經官能症」，一般建議用穀維素之類的藥調治，可穀維素不治本，病情發展到後面，仍然不能避免心絞痛或心臟病的發生。中醫認為這類病一般屬於心陰虛，因為血為陰，所以也叫心血虛，一般會開一些養心調血的藥。氣血是一個整體，同時還需以通心經、補心氣為主，雖說會緩解症狀，但效果並不一定理想。為什麼呢？老年人心陰不足，用藥常虛不受補，補之失當，則易助邪，所以味厚、黏膩等大補之品往往不宜，只宜清補、平補、緩補、調補。要達到補不助邪，補之能受，方為恰當，而這個度顯然不太好把握。

說了這麼多，有什麼好方法可以趕走這些症狀，降低心臟病發作的風險嗎？這就是「鐵砂掌」。聽起來很嚇人，其實很簡單，就是買上二斤綠豆，裝到一個比較厚的棉布袋子裡，繫好袋口，然後像沙袋一樣吊起來，或者放在桌子上，想起來的時候就拍幾下。拍的時候，手的正面和反面都要拍，同時兩掌一左一右交換著拍，不要太用力，以不痛為標準，節奏感越強越好。如果能夠長期堅持，心慌、胸悶、心跳加快的次數會逐漸減少，幾個月後甚至可以自癒。

因為人體手掌背部的食指、無名指和小指依次循行三條陽經：手陽明大腸經、手少陽三焦經和手太陽小腸經；手掌的拇指、中指、小指，依次循行三條陰經：手太陰肺經、手厥陰心包經和手少陰心經。所以這個拍手功也可以稱為**「三陰掌」**、**「三陽掌」**，以便大家記住它的鍛鍊功效。另外，手厥陰心包經的勞宮穴，手少陰心經的少府穴、少衝穴，都是治療心慌、胸悶、心悸，甚至心絞痛的要穴。同時，拍手活動了整個臂膀，打通了心經和心包經兩大經絡。心經、心包經都是決定心臟生老病死的經絡，打通它們，就如同抓住了「救命稻草」。

有人說沒有綠豆，別的豆子行不行，其實，不一定非要拍綠豆，只要拍打的時候手感覺舒適就行。即使沒有豆子，也可以拍全身，或者雙手互拍，效果也是一樣的。原則是一定要正反面交替著拍。現在很多老人都在拍經絡，如果能正反拍的話，應該會更好，這樣「三陽經」、「三陰經」都能打通，拍完手後，會覺得手掌熱乎乎的。需要提醒的是，如果需要洗手時，一定要用熱水洗，千萬不要用涼水，以免涼水的寒涼之氣直入骨髓。

除了拍手之外，有些穴位可以幫助我們養血調氣，**補陰常用的三個穴位是：太溪穴、三陰交穴和照海穴**，刺激方式以揉按、按壓為主，以局部痠痛為適，一般每穴輕揉按壓五分鐘，每日 2～3 次，貴在堅持。

太溪穴、三陰交穴是大家比較熟悉的穴位，其中太溪穴為腎經原穴，三陰交穴則是肝、脾、腎三陰經的交會穴，這裡特別講一下照海穴。照海穴可以通奇經八脈之陰蹺脈，陰蹺脈、陽蹺脈左右成對，有「分主一身左右陰陽」之說。陰蹺脈與眼睛相連，主管睡眠，對於心血虛、陰虛火旺導致的心神不安、難以入睡，照海穴是首選穴位。中醫認為失眠是陰不入陽，除了吃得太飽或者過飢而難以入睡外，其他原因引起的失眠都可以選用照海穴來治療。此外，在明代《針灸大成．通玄指要賦》中言：「四肢之懈惰，憑照海以消除」，說的是四肢不想動，感覺懶洋洋的，可以用照海穴來調理。特別是工作勞累後四肢無力、懶動，或者亞健康狀態以及肥胖患者的懶動，照海穴都有很好的治療作用。因此有學者認為，這三個穴位聯合起來有很好的滋陰作用：太溪穴補一經之陰（即腎經），**三陰交穴補三經之陰（即足三陰經—肝經、脾經及腎經），而照海穴補六經之陰（手三陰經——心經、肺經、心包經和足三陰經——肝經、脾經、腎經）**。

很多人都認為心臟病是老年人才患有的疾病，實際上青壯年血氣方剛，陽常有餘，陰常不足，在劇烈運動、過勞的情況下也容易突發心臟病，一般中青年猝死大多是因心臟病。所以這些方法並不是老年人的專利，建議大家日常多拍打雙掌，並按摩相關穴位，遠離心臟病。

✦血寒則凝，血溫則行，溫度決定生死

氣血就像人體內的河流，它對溫度的要求很高。溫度過低，河流會冰封；溫度過高，水分也會蒸發。只有不寒不熱時，它才能正常運行。所以中醫才說「血得溫則行」，而不是「得熱」則行，可見《黃帝內經》用詞是很精確的。

血的運行除了依靠氣的推動、津液的濡潤以外，還與溫度有關。《素問．調經論》認為：「血氣者，喜溫而惡寒，寒則泣不能流，溫則消而去之。」所以，想要氣血通暢，溫度因素也是不可忽略的。

寒熱在中醫裡是比較基本的概念。人是哺乳動物，體溫是恆定的，在這個特定的範圍內，人體的各項機能得以正常運轉。當溫度過高或者過低時，人體機能就會受到影響。人體正常的體溫是多少呢？一般是在三六到三七點四℃，超過三七點五℃就屬於發熱。如果體溫在三七點五到三八℃，是低度發熱，三八點一到三九℃為中度發熱，三九點一到四一℃就是高熱。超過四一℃就是超高熱，這時人就有生命危險了。而當體溫下降到三五℃以下時，也容易發生生命危險。

為什麼溫度與人的健康關係如此密切呢？這就要從氣血說起了。我們已經說過，血的運行要靠

氣來推動。此外，**氣還有一個作用，就是溫煦**。《難經》提出：「氣主煦之。」所以，它是人體熱量的來源。摸一摸皮膚，會感覺到它是溫熱的，這個溫度就是靠氣來維持的。正如《質疑錄》所言：「人體通體之溫者，陽氣也。」**人體的氣血津液等液態物質也需要依靠氣的溫煦作用才能維持正常的循環運行**。如果氣的溫煦作用下降，那麼氣血津液就會凝滯。因為寒主收引，舉個形象的例子，比如生活中受了寒會出現一種現象，就是渾身起「雞皮疙瘩」。「雞皮疙瘩」就是體表肌膚收縮的結果。如果寒邪進一步侵入人體內部，經脈筋絡也會隨著收縮。人在大冷天手腳會凍得麻木，就是這個原因。如果寒邪入了血脈，血液就會凝滯，經脈就會不通。「不通則痛」，身體某部位就會出現疼痛感。比如膝蓋痛，人們往往會在這個部位做熱敷，這時痛感會減輕或消失，就是因為高溫使凝滯的氣血重新流動起來。

既然寒不好，那麼熱好不好呢？也不好。熱為陽邪，會消耗人體的陰津。陰津就好比盛在鍋裡的水，它蒸發得很慢。如果不停地給它加熱，那麼它就會很快蒸發掉。像那些感冒發熱的人，往往會出現口乾舌燥的症狀，原因就在這裡。而氣又是附於津液上的，津液一少，就相當於運載氣的車輛少了，人就會出現一些氣虛症狀，比如懶言、渾身乏力等，這就是中醫所說的「壯火食氣」。氣能攝血，因為氣的固攝作用，血才老老實實地沿著脈道行進。氣虛，對血的控制力就會下降，再加上溫度高，血液流動加速，它就會像脫韁的野馬一樣橫衝直撞。中醫稱之為「血熱妄行」，人體就會出現一些出血症狀，比如牙齦出血、皮下出血、月經過多等。

那麼怎樣才是最合適的呢？就是「溫」。溫是熱的淺層次。可見《黃帝內經》用詞是很精確的，它說「血得溫則行」，而不是「得熱」則行，過熱也不利於氣血的運行。如何才能保持溫而不熱，溫而不寒呢？其實，人體是具有調節功能的，它自己會控制好溫度，而發揮這個作用的就是陽氣。

陽氣好比人體的太陽，有了它，臟腑、肌肉才得以溫煦，身體機能才得以正常。金元名醫朱震亨對此曾有深入研究，他認為，自然界的太陽總比月亮大一些，人體也應該保持這種「陽常有餘，陰常不足」的狀態。也就是說，在正常狀態下，「陽」也是多於「陰」的，因為人活著就需要火力。陽氣與腎臟的關係又最為緊密。腎陽為一身陽氣之本，「五臟之陽氣，非此不能發」。生活中許多人手腳冰涼，膝蓋也涼，我們稱之為腎陽不足。腎陽不足，「河流」就會冰封，氣血鼓動不起來，就到達不了四肢末梢。這個時候怎麼辦呢？可以用熱水燙腳，燙到渾身微微冒汗為止，這樣就可以加速氣血循環。

人是恆溫動物，如果我們的體溫隨著外界溫度變化而變化的話，氣血早就凝固了，生命也早就終結了。可見，人體的構造是很微妙的，它自己就有調節功能。

腎陽虧虛怎麼辦呢？可以喝些附子或桂枝熬的湯。附子這味藥非常有名，是「藥中四維」之一。所謂的「藥中四維」，其實指的就是四味中藥材，即人參、石膏、大黃和附子。附子之所以能列於其中，就是因為它可以溫五臟之陽。《藥性賦》載附子有三種功效，一是去臟腑沉寒，二是補下焦陽虛，三是補命門真火。但是附子有毒，所以不能像其他藥物一樣泡茶喝。就算是煎湯，也要煎很長時間。如果中醫開的藥方中有附子的話，也要單煎。先把附子煎1～2小時，到什麼火候呢？拿一片煎過的附子，放在嘴裡嚼，如果沒有麻的感覺，說明火候到了，這時再把其他的藥放進去。另外，在煎附子的時候不要中途往裡邊加冷水，否則會增加附子的毒性，這是煎藥的大忌。所以在開始煎的時候就要放大量的水。現在很多中成藥也加入了附子，比如金匱腎氣丸和桂附地黃丸都是溫補腎陽的。冬天吃上一瓶，手腳就會熱乎乎的。

再就是艾灸。艾是純陽植物，火也是屬陽，所以艾灸能發揮補充陽氣的效果。灸的時候可取氣海穴、內關穴、三陰交穴、足三里穴。關元穴就不要灸了，因為這個穴位離石門很近，有可能導致不孕。

「陽氣者，若天與日，失其所則折壽而不彰」，所以我們要好好保護體內的這輪太陽，如此，人體才能欣欣向榮，永保健康！

活血先通經：打通經絡就打開了血液流暢的通道

經絡是運行氣血的通道。雖然我們經常「經絡」並稱，其實「經」與「絡」是不同的。「經」有路徑的意思，一般是縱向的，在人體深處，是氣血運行的「主路」。「絡」有網絡的意思，它是經脈的細小分支，大多分布於體表，相當於「輔路」。經絡內連臟腑，外連四肢，將人體內外連貫起來，成為一個有機的整體。早在幾千年前《黃帝內經》就指出：「經脈者，所以能決死生、處百病、調虛實，不可不通。」一旦某處經絡不通，就會如交通擁堵、水管堵塞一樣，招致諸多麻煩，健康也會受到損害。

✦經絡通暢五要素——頭涼、腳熱、氣足、血暢、便通

經絡是人體內一個龐大的交通網，它具有「決生死、處百病、調陰陽」的巨大作用。這個網絡如果不通的話，身體就會出現各種各樣的疾病。只有疏通它，才能告別疾病，並且找到頭涼、腳

熱、氣足、血暢、便通的健康感覺。

但凡在台北生活過的人，無論開車還是坐車，都領教過台北的交通擁堵，寸步難行的苦惱。人體就是這樣一個擁堵的「城市」，經絡就像這個城市中的交通網。它縱橫交錯，遍布全身，發揮聯繫臟腑、溝通內外氣血運行、滋養全身、抗禦病邪等作用。一旦某處經絡不通，就如交通擁堵、水管堵塞一樣，招致諸多麻煩。那麼，如何知道身體經絡是否通暢呢？前述的頭涼、腳熱、氣足、血暢、便通，就是五個重要的參考指標。

①**頭涼**。老人常說「頭涼體自健，足暖身自安」。中醫認為，頭為諸陽之會，位於人體最上端，又是人體暴露於環境中最多的部位，按照「熱上浮、冷下沉」的規律，頭部的特點是比較容易發熱。然而頭部確實是人體最怕熱的臟器，比如高熱時，頭部最熱，大腦失常，就開始神志不清、說胡話，如果高熱不退，大腦很可能被「燒壞」，再也不能恢復正常的思維。正常情況下，大腦是如何保持冷靜呢？這就必須靠人體下身的陰氣來降火，保持頭部清涼；而如果人體上下經絡不通的話，陰氣上不來，頭就較熱。因此，如果經常頭腦昏沉，或者感到烘熱，就有可能是人體上下經絡不通。

最常見的發熱疾病是「感冒」，其中，「感」是身體生病的過程，「冒」是自癒的過程。「風由頭入」，風邪由頭部進入身體，造成經絡不通，感覺不適，這是「感」。而出汗、發熱、流鼻涕、咳痰等症狀是身體康復的「自救行為」，這是「冒」。「冒」出來以後「感」才可以愈，不讓它們「冒」出來，身體就會積攢能量再次向外驅趕病邪，這就是經常性「感冒」的真實原因。所以我們平常悶被子、喝薑湯、刮痧，就是疏通經絡，驅使邪氣往外「冒」。

我們平時雖然不感冒，並不代表沒有寒氣侵襲，所以要勤梳頭，促進頭部經絡通暢，另外，要讓頭部保持相對低溫，否則容易生病。例如《備急千金要方》言：「人頭邊勿安火爐，日久引火氣，頭重目赤睛及鼻乾……冬日凍腦……此聖人之常法也。」

②腳熱。說完頭涼，我們說說腳熱。腳部處於氣血輸送的最遠端，如果經絡瘀堵，上身的陽氣能量不能及時補充到腳部，腳就會寒冷發涼。俗話說：寒從腳上起。傳統中醫認為，寒邪多是從腳部入侵的，遇到腳涼即防禦能力變弱的時候，寒氣更是容易「乘虛而入」，所以腳要注意保暖。

想要腳不涼，就要疏通腿腳的經絡，大家都知道泡腳法效果很好，如果再配上「抓腳」效果會更好。每天睡覺前用溫水洗腳，然後平躺在床上閉目，全身放鬆，意念集中在雙腳上，然後讓腳背儘量繃直，十個足趾用力向腳心抓緊，堅持十秒；然後反過來腳背向前彎，腳跟用力向下蹬，堅持十秒。注意抓、蹬必須盡力，做到雙腿痠軟抓不動為止。休息後再抓，直到痠軟無力。這個時候渾身出汗，堅持一週之後，全身經絡通暢，身體自然會越來越健康。該法貴在堅持，「人老腿先老」，老年人常練此法可以腿腳俐落，身體健康。年輕人練此法，可以通經絡，使得精神飽滿，清除體內雜氣。此外，「腳要熱」的另一層含義，就是儘量不要赤腳，冬天不要穿太薄的絲襪，這都是不容忽視的健康環節。

③**氣足、血暢**。氣血在經絡的運行通常是一體的，「氣」最通俗的理解應該是身體能量的運輸和運用，而氣是由血轉化而來的。中醫認為，氣為血之帥，就是說，「氣」是衝鋒陷陣打仗的那一部分「兵力」，血為氣之母，「血」就是儲備的糧草和援兵。評價一個人的氣血如何，一是看爆發力（氣足），二是看耐力（血足）。氣血足、氣血通暢的人，一般反應機敏、動作敏捷、精力充沛。而反應遲鈍、動作遲緩，說明血生氣的轉化比較慢，這也是血虛的一方面。**而血虛的實質**，一**是體內血液不足**，二**是經絡不通**，**供應輸送緩慢**。除了嚴重的出血和疾病，一般真正缺血、貧血的人還是很少的，大部分是氣不足、經絡不通。一想事情頭就暈，工作不久就無精打采，這實際上是「底氣不足」，經絡不通，導致血行不暢，供不上「氣」。所以，**血不在補而在養，氣不在補而在疏**。

如何養血呢？十二經絡之中，膽經主氣，肝經主血，子時（23:00～1:00）是膽氣升發的時候，丑時（1:00～3:00）是肝血運行的時候，這個時候一定要確保睡眠，讓膽氣這個「帥」帶領著肝血這個「母」浩浩蕩蕩地在人體經絡運行一週，滋養全身，第二天才能精神奕奕。無獨有偶，西方有諺語說：**「十一點後的睡眠，一小時勝過二小時」**就是這個道理。氣血如何疏呢？最簡單的方法就是敲膽經。膽經是少陽之氣，生發能力最強，把它的氣調起來了，全身之氣及其帶領的血也就隨著疏通，流動起來。敲膽經的方法非常簡單，雙手握空拳，每天在大腿外側沿著褲縫用力敲打，敲打二十分鐘左右就能感覺經絡通暢、神清氣爽。敲的時候也不必拘泥，曾經有人用桿麵棍、紅酒瓶敲來敲去，效果也不錯。

④**便通**。便通主要是指大小便能及時、通暢地排出體外。尤其是早晨排便的時候，如果能夠兩者俱下，一氣呵成，更是經絡通暢的表現。不過需要注意的是，如果只是通暢，但大便不成形，還有食物殘渣，這就是「便溏」，是脾胃虛弱的表現。**人的身體經過一夜的「新陳代謝」，自然要排便，排便順暢說明經絡通暢，排毒功能正常**。相反地，「二便不通」則說明經絡氣血不足，經絡不通，導致自然本能下降，如尿頻、尿不盡都是氣虛的典型表現。如果二便不通，體內濕氣、濁氣以及糟粕無法及時排出，留在體內會造成「二次吸收」甚至「重複吸收」而引起乾燥便秘等其他問題。

小便不通的調理辦法，在後面男人篇的前列腺疾病中會談到，現在先講大便不通的調理方法：交叉拍打手臂上的肺經，從肩部一直拍到拇指，一般拍打十遍左右。肺與大腸相表裡，肺氣充盈了，大腸經氣也就通了。如果拍打後效果不明顯的話，還可以對肺經上的具體穴位進行點按，比如按一按少商穴和魚際穴，加強對肺經的刺激，這時一般的排便困難都可以解決，排便時間也可以大大縮短。

《黃帝內經》云：「經脈者，所以能決死生、處百病、調虛實，不可不通。」這句話被無數醫家引用，用來說明經絡的重要性。其中「不可不通」一般譯為「不可不通曉」；但在實際運用上，我們卻更能體會到經絡「不可不通暢」的意義所在。

✦經絡不通的感覺——冷、熱、疼、痛、麻、腫、脹

作為普通養生者，不懂脈象怎麼辨？不懂方劑怎麼辨？甚至不懂經絡穴位怎麼辨？但您一定要讀懂自己身體的九種感覺——冷、熱、疼、痛、麻、木、酸、腫、脹，因為這些都是經絡不通的信號，讀懂了這些信號，才能防微杜漸，保持經絡氣血的通暢，讓疾病遠離您。

眾所周知，**「阿是穴」的取穴原則就是哪裡疼痛就以哪裡為穴**，治療的效果常常不錯。這說明人體是非常敏感的，如果經絡不通，就會發出很多不舒服的信號來求救。現在就來看看，如果經絡不通，人體還會發出哪些不舒服的求救信號。

①**冷**。除了頭涼之外，身體其他部位發涼，比如最常見的手腳發涼，常常是經絡不通的信號。因為人的體溫是由氣血輸送來決定的，氣血旺盛，體溫才會正常。哪個地方發冷，哪個地方可能經絡不通，氣血難以到達。此外，還有體溫、出汗不對稱出現，如某些半身不遂的人，經絡嚴重不

通，健康部位和不健康部位會出現一側體溫正常，另一側涼的情況。

經絡不通對皮表的影響，除了冷熱感覺外，還可以表現為皮膚毛孔粗大、毛囊淤堵等問題，血氣不至，毛孔內垃圾排不出來，把毛孔塞住了，毛囊自然長不好。所以如果某個部位出現以上問題，可以對照經絡圖查找所處的經絡，進行按摩等調理，將它們疏通以後，說不定很多問題也就消除了。

②**熱**。其主要表現是身體某些地方低熱、乾燥，或者局部異常出汗。這一般也是體內經絡不通，熱氣不能透過正常渠道散發出去的緣故。除了外邪引起的紅、腫、熱、痛與發熱所在的經絡不通有關，一般低熱可能來自相連的經絡。**氣血在體內運行周而復始，如果此路不通，它就會從臨近的經絡那裡尋找突破口，首先容易影響的就是具有表裡關係或者子母關係的經絡，使該經絡發熱。**比如頭部低熱，不一定全是膀胱經的問題，而可能是與它相表裡的腎經氣血不足或者不暢所造成的。

③**疼和痛**。疼和痛是兩個概念，兩者都和經絡不通有關，但程度上有些差異。比如我們被扎了一下，立刻產生的感覺叫做「疼」；如果接著按壓一下受傷的地方，這時候產生的感覺才叫做「痛」。疼字是「疒」下面一個「冬」字，泛指由寒邪侵襲經絡所致的不適，一般是剛發病的時候，經絡受到外邪干擾，身體自動發出「疼」的信號，以便募集更多的氣血救援，但「不通暢」、

「堵塞」的局面還沒形成，所以，「疼」通常是一閃而過的，呈現點狀或散點狀，如果沒有堵塞，疼過以後也可能無跡可尋。遇到這種情況，我們只要加強防護，就可以自癒或者不再復發。痛字是「疒」下面一個「甬」字，古代甬是「隧道」、「走廊」的意思，可以理解為人體內部通道——經絡——的疾病。實際上，痛就是經絡集結了很多氣血，瘀滯不通而發出的信號。「痛者不通，通者不痛」，就是這個道理。所以痛感一般是按壓、觸摸才會感到，可以反覆發作，面積比疼要大一些。總合來說，**「疼」是經絡不通的初發期，位置在「經」，「痛」則是經絡不通的進一步加重，擴散到「絡」**。「初病在經」，「久病久痛在絡」，就是這個道理。其中，**穴位是「點」，經是「線」，絡則是「面」**。遇到疼痛類的問題，可以採取點面結合的方法來疏通經絡。面積小的可以用阿是穴，哪裡痛就按摩哪裡，面積稍大一些可以刮痧，這樣經絡慢慢就通了。

④**麻和木**。**經絡不通引起的疼痛，進一步發展就是麻或木**。比如我們盤腿坐得太久，下肢氣血不通，就會疼痛；接著，經絡被堵死，氣血澈底不通，雙腿就會麻木，只有改變坐姿，氣血通暢才能恢復知覺。麻和木的症狀經常一起出現，但在中醫裡，它們的病因不同，**「麻為氣虛，木為血虛」**，如果麻得重，說明氣不足，木得重則說明血虛。肢體出現麻木時，需要引起重視，尤其對於高血壓病患者來說，一定要注意及時疏通經絡，這樣能降低中風的發生機率。

⑤**酸**。**酸說明經絡氣血供應減慢，不能滿足身體需求**。人在劇烈運動以後，比如短跑比賽，事

屈膝，以左掌心按於右膝髕骨上緣，2～5指向上伸直，
拇指約呈45°斜置，拇指尖下是穴。對側仿此。

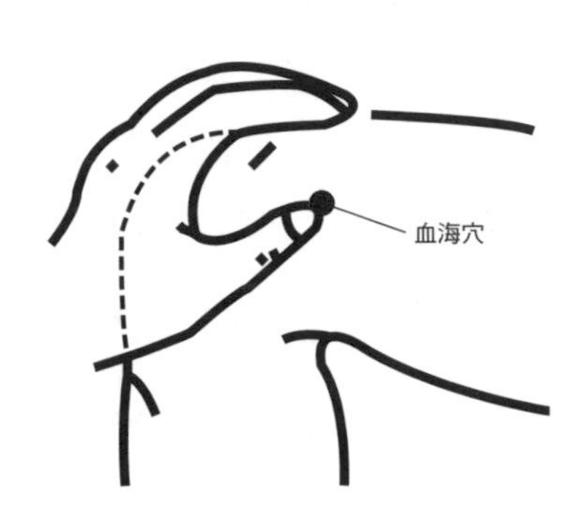

圖一　按摩血海穴示意圖

後身體會發酸或者無力，這是因為短跑需要更多的氣血供應，超過了正常身體氣血供應的限度，導致氣血供不上來而發酸。**正常狀態下，消耗和補充是一個平衡，所以養生運動從來不是劇烈運動，而是氣血供求平衡的運動**，比如太極拳、導引術等，西方醫學也非常推崇有氧運動，比如慢跑、柔韌性運動等。如果身體某個部位無故發酸，或者輕微運動也發酸，則說明該部位經絡不暢通，氣血供應減慢。這個時候，拍打、按摩所在的經絡，就可能發現潛在的痛、腫、脹等經絡不通的症狀。

⑥腫和脹。經絡不通可以是有形的，這就是腫，常由血瘀引起。要消腫，就得活血化瘀，可以用刮痧法或者拔罐法來調理。很多人刮出來、拔出來的紫色或黑色「痧」，其實就是經絡裡的瘀血。同時還可以配合穴位按摩，比如膝蓋內側的血海穴（見圖一）。「血海」的「血」指的是脾血，「海」指脾經所生之血在此聚集，其氣血能

量博大如海。血海穴位於脾經，脾主統血，具有控制血液不亂行、不淤積的功能，經常按揉可以促進氣血流通，對消除淤腫有輔助治療作用。如果按摩的時候有疼痛感，更要注意經常按摩。

經絡不通也可以是無形的，這就是脹，由氣滯引起。脹通常是氣在經絡運行不暢時形成的「渦氣」。身體某部位發脹，首先可以對該部位經絡上循經按摩，找到疼痛點再進行按摩。其次還可以在三焦經查找有關痛點，《難經》言：「三焦主氣」，凡是「氣病」，都可以透過三焦經來治療，例如掐中渚穴可以治療小腿抽筋，支溝穴可以治療脇痛。三焦氣不順主要集中在頸部與上臂之間。患者無事時可以把手當作耙子，從頸部、肩部往手臂後方細細地耙下來，直到無名指。然後哪裡痛就重點撓片刻，這樣就能理順三焦之氣了。

阿是穴最初記載在孫思邈的《備急千金要方》中，為古代醫家提供了一個不拘常法的治療思路，同時也為普通人提供了一個非常簡單的養生思路：**可以不懂方劑，也可以不懂經絡，但一定要讀懂自己身體的感覺，防微杜漸，保持經絡氣血的通暢，讓疾病遠離我們。**

✦黑痣和小紅點，經絡堵塞的信號燈

中醫認為，痣是氣血在經絡凝滯不通日久，陽氣束結而形成的小疙瘩。其中，黑色的痣常常是因為經脈氣血虛弱，風邪入侵，兩相搏擊而形成；紅色的痣常常是肝經怒火鬱結在經脈而成；而青色的胎記，往往是懷孕的時候母體氣血不和導致的。

如果仔細觀察世界地圖，我們會發現在世界各大河的入海處，大都有一個三角洲，是河流入海時所夾帶的泥沙，年深日久沉積而成的小平原。在我們人體內，經絡就像一條條河流，如果經絡不通，也會沖出一些這樣的「平原」甚至「丘陵」，其中，平原是色素斑塊，丘陵就是痣。

痣看起來是天生的，實際上也有很多學問。相術學說中「頭有好骨，面無好痣」，是指人的頭上無論哪個部位生有奇骨，皆主好，因為頭部本來屬火，而腎主骨屬水，在火氣旺盛的地方可以長出奇特的骨頭來，可見此人經絡通暢，腎水向上滋養才能如此旺盛；**而面部無論哪裡長痣，皆主不好，因為痣說明我們人體的某個經絡不通**。陳實功的《外科正宗》指出，但凡人身體上的痣，始終不是好事情，影響面容的，可以去掉。有人問，出生時就有的痣也是經絡不通嗎？是的，胎記、胎痣說明孕婦懷孕期間，胚胎曾經有過經絡不通。生來沒有痣的人很少，在尼泊爾，至今有一個挑選

「聖嬰」的古老傳統，其中一個很難達到的要求就是全身皮膚必須潔白無瑕，沒有任何斑點。

關於痣的形成，《醫宗金鑑》認為是氣血凝滯於經絡，陽氣束結而成的疙瘩。顯然，痣的形成與經絡不通有直接關係。痣有很多種，根據不同的顏色還可以細分病因。比如**黑色的痣**，中醫叫做「黑痣」、「黑子」，有關記載最早見於《諸病源候論》。清代《醫宗金鑑・外科心法要訣》詳細地描述了「黑痣」的特徵：形狀如同黴點大小不一，最小的只有小米大，大的可以像黃豆，比皮膚略高一些。形成的原因主要有兩個：一是氣血虛弱，風邪入侵經脈，兩者相互搏擊而生成的。所以人在氣血旺盛的年齡，皮膚潤澤，不易長黑痣，而老了以後，氣血衰弱，黑斑、黑痣就接踵而至。二是腎中濁氣不能從正常渠道排出去，最後停留在經脈，阻滯不動而形成的。

紅色的痣，中醫叫做「血痣」，《外科正宗》認為，大多為先天原因生成的，或由肝經怒火鬱結於經脈而形成。一般容易發生在面部、頸部、軀幹等處。剛開始的時候痣的顏色鮮紅或紫紅，境界分明，慢慢可以長到黃豆大小，突出皮面，表面光滑，碰破的話會流鮮血，這就是現在所說的「血管痣」。

還有一種**青色的痣**，中醫稱為「青記」，俗稱「太田痣」，很多都是出生的時候就有。《水滸傳》中楊志因為臉上有一塊青記而被稱為「青面獸」。《醫林改錯》認為這種痣是人先天受孕的時候，經脈氣血不和，導致氣血循行不暢而成片受阻，皮膚得不到滋養而生成的。所以一般胎記的面積會比較大。

痣的形成是一個持續的過程，很多人都會發現，原來沒有痣的地方，後來會長出痣；原來只是一個小紅點或者斑塊，日久也會漸漸凸出來變成痣。極少數還會發生惡性增長，形成黑色素瘤或者皮膚癌。因此，當我們發現自己的手腕處、頸部周圍、面部或身體某個部位，有一個過了很久也沒有自行消去的紅點或黑痣，這是經絡堵塞最明顯的預兆。不妨先對照一下經絡穴位圖，找出它長在了哪條經絡上，然後再敲打按揉這條經絡，遇到痛點更是不可放過，這樣不僅可能使斑塊消退，還可以疏通經絡，讓該經絡不通引起的一些小問題消失。即便是天生的痣，也可以減緩它增長的速度。其中，如果是黑色的痣，還應當注意防範風邪，不要穿得太薄太少；如果是紅點，由於與肝鬱、怒火有關，所以要保持心情愉悅，有什麼鬱悶的事情不要埋在心裡，同時可以刮痧，刮出經絡裡的瘀血。而太田痣因為大部分與胎孕有關，所以孕婦要想生出白胖無瑕的孩子，也應當在孕期保持情緒穩定，這樣氣血才能和暢。

不要小看經絡按摩，有時候不單小斑小痣，甚至大的經絡結節也可以消失。曾經有一個實習的學生，她的母親無意中發現腳背內側方長了一個硬結，硬幣大小，不痛不癢，經醫生檢查以後，有的說是皮下結節，有的說是脂肪瘤，可以手術切除，也可以不用治療，所以十多年來一直沒有治療過。幾年前，這位母親因為生病臥床，學中醫的女兒經常幫她按摩，結果發現老人腳背上的太衝穴幾乎碰不得，一按就疼得「齜牙咧嘴」，拚命地把腿往回縮。太衝穴是肝經的大穴，女兒認定母親的肝經有問題，於是持續給她按摩一段時間。一個月後，腳上的包消失了。

經絡通暢，氣血通暢，才能避免疾病的發生。《黃帝內經》言：「善治者治皮毛，其次治肌膚，其次治筋脈，其次治六府，其次治五藏，治五藏者，半死半生也。」所以，不要小看刮痧和按摩這些「皮毛」功夫，它才是體現「上工治未病」的水平所在。

✦十指連心亦連經，「巧手」自會經絡通

從眼花繚亂的鋼琴指法，到佛家簡單的雙掌合十之「手印」，無一不是打通人體經絡的好方法。人的十指上分布著六條經絡，而足部的六條經絡也通過上述經絡的另一端與手結為一個整體。因此，手上的經絡可謂牽一髮而動全身，多多動手便可使經絡暢通。

殷紂王是歷史上有名的暴君，炮烙之刑就是他殘暴的一個例證。《封神演義》第七回講到紂王的妻子姜皇后因為勸諫，在紂王一怒之下下令挖去了她的雙眼，寵妃蘇妲己為了廢掉皇后，又派人故意刺殺紂王未遂，謊稱是皇后指使，然後炮烙皇后雙手，逼她認罪，結果姜皇后「十指連心，可憐昏死在地」。現實生活中，「十指連心」，無論哪個手指受傷，心都會感到疼痛難忍。

十指不單連心，還聯繫著人體的很多經絡。**中醫認為，手指的每個指節上都建立有與全身聯繫的樞紐：拇指之端有手太陰肺經、食指之端有手陽明大腸經、小指之端有手少陰心經和手太陽小腸經、中指之端有手厥陰心包經、無名指之端有手少陽三焦經**。在溝通人體的十二條主要經絡中，上述六條經絡直接通過手指；同時，另外的六條經絡也通過與上述經絡的另一端相連，與手指結為一體。據說朝鮮有一幅珍貴的古代手部經絡圖，該圖的獨特之處在於：原來分布於人體全身的十四條古典經絡線，都被濃縮到兩手之上，可見手部是全身經絡的集中體現。

十指還關乎五臟六腑，反映人體五行氣機的旺衰。其中**拇指五行屬土，主脾胃，主意；食指五行屬木，主肝膽，主魂；中指五行屬火，主心臟，主靈；無名指五行屬金，主肺，主魄；小指五行屬水，主腎，主志**。如果相關的手指半月環稀少，指甲乾枯，顏色不光澤等，可能是對應的臟腑功能比較虛弱。

中國傳統武學也認為，脊柱為根，手指為梢，筋骨修煉的目的莫過於使人體內氣充盈，自脊椎而灌注於末梢指端。對於一般人來說，如果十指強，則說明筋骨強，身體素質好，個性也比較強勁、有毅力，人就會有開拓進取的精神。此外，相學中就有「手指關天，手掌察地」、「觀手相而知人」的觀點，道家也有「宇宙在乎手，萬物在乎身」的說法。因此，透過手指運動，如拍手、扳指來刺激相關的經絡和對應的臟腑，就會逐漸發現手指與內臟、氣血的關聯性，**常練手指可強化內**

臟器官和大腦的功能，對長期坐著不動、經常打字的上班族有很好的抗壓保健效果。一般傳統的十指養生方法如下。

1 雙手合十

古往今來，和尚打坐修煉時常常雙手合十，這本是印度佛教「手印」的一種修煉方法。從中醫來看，雙手合十的時候，兩手的勞宮穴正好與胸部兩乳間心包經的膻中穴平衡相應，可以收斂心包經。此外，十二條經絡都是左右對稱的，雙手合十可以調節人體左右兩邊氣血的陰陽平衡。一九七七年，日本學者發現，當人左右掌上的同名穴位溫度相差超過零點五℃時，人就會感到不適，只有雙掌合十才能調劑這種差異，使人舒適放鬆，這和雙手合十時經絡的互通有餘是分不開的。如果一個人每天在工作間隙能夠用三十分鐘到一小時做這個簡單的動作，久而久之對身體是大有裨益的。真所謂「閉門既是深山，辦公也有淨土。」

2 敲十宣

過去人們的娛樂活動比較單調，欣賞戲曲成了很多人的愛好。聽戲劇的時候，一般都會情不自禁地隨音樂敲打十指，而這也是一種打通經絡的方法。由於陰經通於手掌內側，陽經通於手掌外側，交匯處是指尖，它既是經絡氣血的出發點，也是氣血的歸結點，具有清熱開竅的功能，中醫把這十個陰陽交界的地方叫做「十宣」。十宣屬於經外奇穴，在手十指尖端，距指甲0.1寸的地方，一般人手指微曲，指尖正對的地方便是。古代有人中風昏厥，就可針刺這十個地方作為急救方法。肝為風木，中風屬於肝風內動，肝風從下焦，沿經脈往頭部沖導致中風，而在經絡陰陽交界的十宣位置刺破出血，就可以將肝風上行的路線攔腰截斷，這樣對頭部的危害作用就大大減少了。孫思邈把這個穴位叫做「鬼城」，遇到有人精神病發作，大喊大叫、罵不絕口，就灸這十個穴位，具有一定的治療作用。還可用於昏迷、休克、中暑、驚厥等情況。

有人說，我既沒遇到中風，也沒有遇到精神病患者發作，身體自我感覺良好，十宣穴對我沒有什麼用吧？這個時候可以觀察一下您的十指指腹，如果十個指腹都非常飽滿，富有光澤，沒有一絲褶皺，說明你經絡非常暢通，氣血也很足，如果有些乾癟、有裂紋、或者有脫皮現象，這時你可能就要好好聽聽戲曲，敲打敲打您的十宣穴了。

3 滾手球

滾手球是很多人比較熟悉的保健方式。將一對小球在手中玩滾，無論鐵球、石球還是核桃，對手部六條經絡以及全身經絡都是很好的鍛鍊。十指連心，心主神明，而大腦正是神明之府，所以這是一項很好的健手、健腦運動，可以使人心靈手巧，有效預防老年痴呆症。

很多中老年人，幾乎人手一對滾手球。其中核桃因為和大腦相似，用核桃當做滾手球來健腦，具有以形補形、同氣相求的寓意，雖然大部分核桃還是比較便宜的，但是好的按摩核桃是很講究的，可以同時兼有文物收藏和養生保健作用。

除了這些傳統的手部養生方法之外，還有一些疏導手部經絡的按摩方法，您可能在按摩師那裡看到過。

①**撚指**。用一隻手的拇指和食指捻揉另一隻手的各個手指，從根部到尖端，各捻三遍。如有屈伸不利、腱鞘炎或手指挫傷等，可以延長捻揉的時間，對手指疾患有較好的防治作用。

②**拔指**。用一隻手抓住或用食指、中指夾住另一隻手的各個手指，從指根到指尖進行拔伸，反覆三遍，可以理順經絡，使手指各關節得到放鬆，令緊張或者痙攣的組織得到緩解。

③**抖腕**。用一隻手大把抓住另一隻手的中指，上、下抖動腕部一分鐘，使腕部如波浪般運動，有利於手臂手肘的經脈通暢，讓腕部得到放鬆和整復，預防「腕隧道症候群」的發生。

④**拿捏手腕**。用一隻手把另一隻手從腕部到指端依次大把拿捏下來，反覆三遍，具有疏通經絡、活血化瘀作用。

如果您覺得這些都很枯燥的話，還有一些饒有趣味的手指鍛鍊方式，或許可以幫助您在繁冗的工作之餘帶來一些愉悅。比如很多伏案工作者有轉筆桿子的習慣，如果能在不同的手指間「玩轉」

筆桿子，效果會更好。近年來又流行一種手指「行走」的方法，就是五個手指像幽靈一樣快速地在桌上「行走」。國外甚至還有一種迷你的「手指滑板」，將手指按在一個手指大的滑板上，然後在桌面上「呼嘯」著越過一支筆、一塊橡皮擦、一個滑鼠等，這種手指運動可謂創意十足。

此外，鋼琴被稱為樂器之王，這與它那眼花繚亂而又十分理性的手指運動不無關係。可見，手部的運動不單可以讓您全身經絡通暢，還可以讓您的身心達到非常和諧的藝術境界。如此一舉兩得，何樂而不為？

✦「葵花點穴手」加「易筋經」，點面結合讓經絡暢通

經絡不通，可以是「點」（穴位）的問題，也可以是「線」（經絡）的問題，還可以是「片」（瘀血）的問題。針對這些不同的情況，應該掌握不同的經絡疏通方法，並且在實踐中結合應用，這樣才能發揮按摩功效。

武俠電影裡，點穴功夫比比皆是，除了用手指、石子等暗器點穴外，還有凌空點穴、運氣點穴等，這些招數都可謂神乎其神，令人驚嘆。比如《武林外傳》裡白展堂的「葵花點穴手」，凡是被點中的人，頃刻間就不能動彈，定在那裡。生活中雖然沒有那麼神乎其技的點穴功夫，但養生愛

好者在疏通經絡時，無不希望「指哪點哪」、「穩準狠」地透過按摩身體穴位來提高健康水平。然而，**通常經絡不通，可能是穴位「點」的問題，也可能是經絡「線」的問題，亦可能是瘀血「片」的問題**。因此，面對密密麻麻的穴位圖和毫無形跡可循的混沌肉體，我們不僅要學習「葵花點穴手」，以點帶面進行按摩，同時還要熟悉經絡以面帶點地按摩，這樣兩相結合，才能更有效地調理身體。

要學「葵花點穴手」，首先穴位要找準確。除了以痛、麻為穴這個簡單的法則之外，如何快速準確地找到穴位呢？首先是從按壓穴位時的感覺判斷，如果按壓到正確穴位，往往會有特別酸痛癢的感覺，或者摸到該部位皮膚下有硬結，這是比較可靠的穴位信號；另外，也可利用身體標誌來找穴位，如眉毛、乳頭、腳踝、肚臍等都是用來判別穴位的常見標誌。如印堂穴在兩眉毛正中間，膻中穴則在兩乳房中間的凹陷處。最後一個問題是需要正確理解中醫的「寸」。按摩常提到「同身寸法」，說某穴位在某處幾寸幾分，這裡的「寸」和傳統長度單位「寸」不是同一個概念。**這個寸是以自己的手指為參照物來確定的：拇指指間關節的寬度為一寸（一指寬）；食指、中指、無名指相併攏，其橫寬面為二寸（三指寬）；食指、中指、無名指、小指相併攏，其橫寬面為三寸（四指寬）。把握以上幾點就能幫助您順利地找到穴位。**

如果按揉穴位沒有以上感覺，可能是取穴錯誤，但還有這樣幾種可能：

①**按摩的力度沒有透到皮下**。初學者按穴位的時候，往往不知道如何用力。穴位是埋藏在皮膚底下的，點按的力量要由表及裡，力量由輕到重，慢慢施力，如果只是在皮表「撓癢癢」，那當然沒有感覺。比如足三里這個大穴，其附近皮膚較厚、肌肉較多，一般手指按摩都不一定接觸得到，這時就要用指節來點揉，也就是屈曲手指的關節，用關節骨頂著穴位向裡按摩才有效。如果只用拇指肚輕輕揉，像撫摸一樣，根本就沒把電路接通，經絡自然也不會傳導療效。

②**經絡氣血不足**。經絡是氣血運行的通道，如果氣血不足，經絡會變硬，敏感性就會變差，不容易有感覺；尤其上了年紀或體虛無力的人，氣血不足，找起穴位來的確不易。

③**穴位的個體差異**。穴位的敏感度是有差異的，一般像腿部的足三里穴、承山穴，臀部的環跳穴，肩部的肩井穴都是很敏感的，只要找對穴位，一般都有感覺。剛入門的讀者可以先從尋找這些穴位開始練習。而相對較不敏感的穴位，比如，肝經最重要的大穴——太衝穴，位置很好找，但很多人卻按摩不到。這個穴一定要用手指掐進足大趾與二趾的凹陷中，才會真正發揮功效，所以要把指甲剪平。然後以這種深度從太衝穴揉到行間穴，按摩肝經的效果才能真正顯現出來。

除了穴位按摩，還可以結合經絡一起來調理。經絡是人體的河流和通道，當我們身體某個地方經絡不通且有痛點，不僅要按摩該痛點，攻下這個淤堵的「碉堡」，還要疏通整條經絡，促進整條河流的通暢。首先可以使用「四指彈撥經絡法」，這就有些像是「琵琶功」了，即把經絡當做琴絃，用四指彈撥經絡「琴絃」的方法。該方法不僅可以疏通經絡，而且它不受穴位的限制，也有利於穴位的尋找。中醫說：「離穴不離經」，穴位找不準沒關係，甚至不用找，只要找對經絡、彈撥經絡就可以了。比如胃經足三里穴沒找準確，可以不管足三里穴，只管胃經，胃經的位置在小腿正面經過，我們可以在小腿正面偏外側開始，四指併攏微曲，細細、橫向、一遍遍地撓過胃經，很快就能摸索到胃經的存在，反覆按摩就能知道足三里穴在哪裡了。而且四指彈撥的時候，由於撓到了整條經絡，連帶的經絡其他地方也會有反應，產生過電、發麻的感覺，更有利於整條經絡的疏通，比如彈撥小腿胃經，可能會有電流反射到腳背第三個腳趾上。最典型的是手少陰心經的極泉穴，它位於腋下，具有寬胸理氣、養護心肺的功能，可以治療心痛、咽乾煩渴、脇肋疼痛、肩臂疼痛等疾病。彈撥法就是它最常用的按摩方法：四指併攏，稍屈曲（所以也叫勾極泉），在腋下撓來撓去，很容易找到痛點。長期彈撥可以有效疏通心經，提高心臟功能。彈撥的時候不用管極泉穴在哪裡，只要橫向勾撓，總能見效。但彈撥時要注意，並非越用力越好，彈撥的力度應柔和，動作應連貫，忌用暴力。每次彈撥的量應因人適宜，應該根據自己目前的身體狀況，適度彈撥即可，一般彈撥十次左右，一邊彈撥一邊深呼吸。四指彈撥的方法非常有利於熟悉經絡的走勢和經絡相通的整體感覺，初學者應該多嘗試。

此外，還可以沿著穴位所在的經絡進行敲打，一敲打，某些地方就會特別疼，這時候經絡不通就一個個從身體深層暴露出來了。中醫之所以有「上病下治，下病上治」的原理，就是因為經絡是上下相連的，下面堵了，可以到上游疏通，上面堵了，也可以從下面來疏通，就是這個道理。無論敲打和拍打均應當注意避風，不可用電扇或空調直吹，以免風寒之邪透過開洩的汗孔進入體內，引起新的疾病。拍打前、後飲用熱水一杯，可適當補充消耗的水分，防止頭暈疲勞，還能促進新陳代謝，加快代謝產物的排出。拍打後如果想洗浴，要在三小時後並要用熱水洗浴，不可用涼水。遇到皮膚外傷或皮膚有明顯炎症、滲液潰爛時不可拍打。

此外，還有刮痧法，我們可以從某個痛點開始刮痧，也可以循著經絡刮痧，但有時候出的痧比較明顯，這時不管穴位和經絡，可以直接沿著那些痧跡明顯的方向刮，刮到痧跡不明顯的地方就停止。這些方法的差異都是由體內經絡氣血不通的具體情況而決定的。

總之，經絡不通，有「點」的問題，也有「線」的問題，還有「片」的問題。在具體調理的時候一定要活學活用，這樣才能從普通的按摩「菜鳥」，一躍而成為精通「葵花點穴手」、「琵琶功」的養生高手。

✦藤蔓絡狀食物加穿透力強動物，通絡有奇功

以形補形、以臟補臟是中醫古老不變的真理之一。經絡在人體蔓延，和自然界的藤蔓絡狀植物具有形似的特點；經絡在人體的運行，需要很強的穿透力，這就和自然界喜歡打洞築巢的蟲蟻類動物具有神似的特點，所以這兩類藥物往往都具有通經活絡的奇效。

傳說古時候一位大官心臟不適，請一位老御醫給他治病，老御醫什麼藥也沒開，就開了一個食療方子：鹿心一對。那位大官也略通岐黃之術，拿到這個方子後，心中忐忑，於是疑惑不解地問：「這方子出自哪部經典醫籍啊？」老御醫說：「無典可依。」大官一聽正要發怒，卻聽老御醫徐徐說出一番道理：「百獸之中，鹿善奔跑，心臟功能必好，根據缺什麼補什麼、吃什麼補什麼的醫理，不是正對你的病症嗎？」那位大官一聽豁然開朗，頻頻點頭，轉怒為喜，隨後就把這一對鹿心吃了，效果奇佳。

不一定真有其事，但它說明了中醫食療的一個重要理念：**「以形補形，以臟補臟。」**其中「以形補形」說的往往是植物類食物和藥物，而「以臟補臟」說的是動物類食物和藥物。俗話說「吃什麼補什麼」、「頭補頭、腳補腳，胃痛補肚子」，就是這個道理。那麼，疏通經絡，用什麼動物和植

物來治療呢？經絡在人體蔓延，彎彎曲曲，和自然界的藤蔓絡狀植物具有形似的特點；經絡在人體的通行，需要很強的穿透力，這就和自然界蟲蟻類動物具有神似的特點，所以中醫認為，這兩類藥物往往都具有通經活絡的奇效。

一般人經絡不通，早期大多不易察覺，只有一些輕微的不舒服，而經絡嚴重不通的時候，最常見的是「痺症」。**痺症是指人體氣血痺阻不通，筋脈關節失於濡養所致，包括肢體關節及肌肉痠痛、麻木、屈伸不利，甚至關節腫大灼熱等症狀，大致和今天的關節炎、風濕病差不多，而這類疾病大多使用藤類藥物和蟲蟻類動物來治療**。

藤類藥物大多具有通經活絡、舒筋止痛之功效，在痺症的治療中，不僅具有良好的疏通經絡作用，還可以將其他配伍藥物引入相關經絡成為藥引，使全部藥力直達病所，提高療效。比如最常用的雞血藤，性味苦甘、溫，歸肝、腎經，走經串絡、活血補血，是舒筋活絡、健筋骨、療風癱、除酸痛的常用藥。由於它既能補血又能行血，既能祛風又能解毒，既能消腫又能止痛，寒熱無擋、虛實不限，故在痺症的各種證型中均可選用。常用的還有忍冬藤，其性味甘寒，可以清熱解毒、通經活絡，是治療急性風濕的理想藥物，尤其是對關節紅腫熱痛、屈伸不利者當為首選藥。一般沒有明顯副作用，只要有熱象，不論虛實均可應用，是一味清熱通絡、消腫止痛的平性藥。其他還有絡石藤、海風藤、清風藤、天仙藤等，無一不是通經活絡的良藥。

以上藤草類藥物，都屬於中草藥，一般人無法運用，其實也有個別比較安全的食物品種，比如絲瓜。絲瓜不僅藤葉曲折蜿蜒，而且絲瓜裡面也有大片的網狀經絡，所以具有很好的通經絡作用。絲瓜味甘，性涼，入肝、胃經，通經絡、行血脈，可以清暑涼血，如果女性有便秘不暢、產後乳汁不下等熱傷經絡的問題，平常不妨多吃一些絲瓜。

絲瓜的汁液具有很好的清熱去痰功能。如果遇到痰熱咳嗽、咳痰黃稠等症，可以用新鮮絲瓜一百五十克，切成小段後放入果汁機，將所得的絲瓜汁，依據個人口味加入適量蜂蜜後直接服用，或用沸水沖服。其他一般熱病患者，如果感到煩躁口渴，也可用這個方法來清熱除煩、止渴。如果咽喉腫痛，也可以將絲瓜汁含在口中，咽喉腫痛自然可以緩解。此外，絲瓜還有美容的功效，市面上有一種叫做絲瓜露的美容護膚水，是中醫古方結合現代化學萃取技術濃縮而成。中醫古方確實有絲瓜露，即使沒有現代高科技，製作起來也很簡單。《本草綱目拾遺》中介紹的方法是這樣的：每年霜降（西曆10月23日或24日）以後，選擇一根比較粗大的絲瓜藤，從它的根部開始，往土裡挖掘，露出根部3、4寸左右的時候，然後從這個地方將絲瓜根剪斷，將上面的藤插入一個潔淨的陶瓷或玻璃瓶，這樣過一夜，第二天收起瓶子內儲存的絲瓜藤汁液，就是絲瓜露。然後將其密封埋到土裡，埋得時間越長，效果越好。如果您有時間在自己陽臺的花盆上種上幾棵絲瓜，或者有時間去鄉間遊玩，每逢秋天，就可以自己提取絲瓜露。採集好以後，不一定非得埋到地下，放到冰箱裡也可以。不僅可以美容，也可以用來治病，比如中醫裡的「單蛾」、「雙蛾」，也就是扁桃體腫大，一側腫大就叫做單蛾，兩側腫大就叫做雙蛾，喝一杯絲瓜露就可以緩解。不過，絲瓜終究屬於寒涼之物，除了外用之外，一般便秘、煩渴等症狀好了以後，就不宜多吃了，否則會損傷人的陽氣。

藤草絡狀植物雖然有很好的通絡功效，但和動物類藥物相比就差遠了。但凡人體經絡不通，時間一久，邪氣就深入經脈，安營紮寨，氣血經絡完全閉塞不通，這時候一般草木之品就顯得無能為力，必借蟲蟻之類穿透力較強的動物藥來治療，方能經行絡通，氣通血和，除去深藏的邪毒。其中有低等動物，比如蜈蚣、全蠍、地龍（蚯蚓）、殭蠶、螞蟻、白花蛇等，也有高等哺乳動物，如穿山甲等。現代研究證實，蟲蟻類藥物具有搜風通絡、緩解症狀的重要作用。比如，全蠍其藥性外透皮膚，內走臟腑，無處不到，凡風邪痺症、經絡不通的重病，非此不除；螞蟻也是地下打洞築巢的能手，它們的地下建築盤根錯節，令人歎為觀止，用於治療疾病，則能緩解關節疼痛和晨僵，並有消腫的功效。由於蟲蟻類藥物的穿透性太強，所以對於正常經絡來說，可以說是一種毒性，只能用來治療比較嚴重的經絡不通，這就是「以毒攻毒」的原理，可以迅速減輕痺症的有關症狀。這類藥物應用時必須謹慎，專業醫生使用時也要注意藥量和配伍方法，並須適可而止，一般人養生自然不可亂用。此外，**蟲類藥物在通經除痺時，必須和補益氣血之品同用**，**一邊通經祛邪**，**一邊補血扶正氣**。也就是說，蟲蟻類藥物負責收復被敵人攻占的經絡失地，但同時還得派一批新生的氣血占據城池，這樣才能鞏固勝利成果，防止病情反覆。

綜上所述，以形補形、以臟補臟的原理雖然簡單而樸素，卻非常直觀和實用。唐代著名經學家孔穎達解釋說：「天要下雨了，地面就會返潮，天地之間，具有相同外形特徵的事物是息息相通的，它們可以相互幫助，相互感應，並且在危難的時候為對方伸出援手。」如果您認可這種道理，學習中醫就是一件非常簡單的事情了。

✦血瘀刮痧可通經絡，血虧刮痧反可傷血

俗話說「針無補法」，其實刮痧也無補法。刮痧可以瀉掉實邪之氣。但是，刮痧必須刮在淤堵的地方，才可以瀉去多餘的淤積氣血，促進經絡通暢，而如果刮在經脈空虛的地方，只會讓該處更加虛弱。因此，常人血瘀刮痧可以通經絡，血虛、血虧刮痧則會傷氣血。

電影《刮痧》裡華人許大同與妻子在美國生活多年，兩人事業有成，兒子丹尼斯聰明可愛。不久，許大同的老父親從中國來探親。一天，夫妻兩人不在家，丹尼斯突然腹瀉發熱，爺爺不懂英文，不敢給孫子亂吃藥，急中生智便用中國傳統的刮痧療法為孫子治病。丹尼斯的病很快就好了，大家都沒把這件事情放在心上。但沒過幾天，丹尼斯因不慎碰傷，美國醫生給他體檢時，發現孩子背上有紫紅色的瘀血刮痕，認為他受到了家長的虐待。於是許大同被保護兒童權益的機構以虐待兒

童的罪名送上了法庭，無論許大同怎麼辯解都沒法讓法官相信這是一種治療，最後不得不被剝奪了孩子的監護權，由此引發了一齣齣跌宕起伏的悲喜劇……最後許大同不屈不撓地讓他們明白刮痧是怎麼一回事，一家人才得以團聚。

看到這裡，所有華人都會覺得他們實在太大驚小怪了，刮痧在中國已經有幾千年歷史。早在舊石器時代，人們患病時，出於本能用手或者石片撫摩、捶擊身體表面的某一部位，有時竟然能使疾病得到緩解。透過長期的實踐與積累，逐步形成了砭石治病的方法，這是「刮痧」療法的雛形。明確記載這一療法的是元代醫家危亦林在西元一三三七年撰成的《世醫得效方》。此外，清代《痧驚合璧》一書也介紹了四十多種痧症，連同附屬的共計一百多種。其中「角弓反張痧」類似現代醫學的破傷風；「墜腸痧」類似腹股溝疝氣；「產後痧」似指產後發熱；「臌脹痧」類似腹水；「盤腸痧」類似腸梗阻；「縮腳癰痧」類似急性闌尾炎等。

什麼是痧？「痧」字從「沙」衍變而來，而「沙」最早是指一種病症，比如暑熱引起的「瘴氣」。**「痧」在中醫裡，既可以指刮出來的瘀血點，即「痧象」，也可以指痧疹的形態外貌，即皮膚出現粟粒大小的紅疹**。在許多疾病的發展變化過程中，都可以在體表皮膚出現「痧」。它不是一種獨立的疾病，許多疾病都可以出現痧象，**痧是許多疾病的共同證候，統稱為「痧證」**，故有「百病皆可發痧」之說。清代《驗方新編》認為：「痧者，厲氣也，入氣分則作腫作脹，入血分則為蓄為瘀，遇食積痰火則氣阻血滯，最忌熱湯熱酒。不論犯者虛實，皆以有餘治，絕無補法，用藥克削，病自當之，中病即已。」意思是說，痧證的原因是一股凌厲的邪氣，如果該氣進入經絡氣的層面，就會發腫發脹，如果進入經絡血的層面，就會化為淤積，如果又遇到飲食過度所生的痰火，就會氣阻血滯而加重，這時最忌熱性食物。所以患者遇到痧證，一般當做實證來治，絕無補法。而刮痧就是透過刮拭經絡穴位，以便達到疏通經絡、活血化瘀，治療實證的方法。所謂實證，與虛證相對而言，是指人體受外邪侵襲，或因痰火、瘀血、食積、水濕等阻滯所引起的實性證候，比如面色發紅、氣粗、腫脹、腹痛、便秘、小便黃、舌苔厚膩等。因此，刮痧對於高血壓病、中暑、肌肉痠痛等實證常常有立竿見影之效，特別適用於痰濕、濕熱、血瘀、痰瘀互結等體質的人群。所以，過去的人，尤其是南方人，通常在感冒、發熱、中暑或者夏天就會刮痧。

由於刮痧是祛濕排毒的良方，夏季正是暑、濕、熱三邪當道，所以刮痧就變得更受歡迎了。因此很多人都誤認刮痧是一種日常保健方式，人人都可以刮痧。實際上，刮痧只適合「痧證」、「實證」，如果用來保健通經絡，就必須考慮人的氣血情況。**只有氣血足的人刮痧才可以通經絡，而血虧者刮痧反而會傷氣血**。如果仔細研究一下刮痧的原理，就是刮擦經絡，將體內氣血調到經絡皮表，同時將皮表的毛孔打開，促進瘀滯和邪熱往外排出。所以刮痧總體偏向於瀉法，作為保健主要適合年輕力壯、形體壯實的中年人等，這些人如果有經絡不通、瘀血的症狀，比如面容青紫、手掌紅斑、靜脈突出等表現，用刮痧的方法來疏通經絡是非常對症的。

而**體質虛弱或者虛證之人就不太適合刮痧，年老體弱、年幼體虛的老人和兒童更要慎重**。比如有些虛弱的人會像「暈針」、「暈血」一樣出現「暈痧」，也就是在刮痧的過程中，或者刮痧以後突然感到頭暈、面色蒼白、心慌、出冷汗、四肢發冷、噁心欲吐或神昏倒地等現象。這可能是體內五臟氣血不足，因刮痧將僅有的氣血調到皮表，使五臟更虛而引起的。如果遇到這種情況，可以迅速讓當事人平臥，同時飲用一杯溫糖開水補充津液，並且迅速用刮痧板刮拭患者百會穴（重刮）、人中穴（棱角輕刮）、內關穴（重刮）、足三里穴（重刮）、湧泉穴（重刮）。為了避免「暈痧」的發生，一般氣血不足的人不宜刮痧，比如空腹、過度疲勞者忌刮；而低血壓、低血糖、過度虛弱和神經緊張特別怕痛等氣血虛的患者要輕輕地刮。

很多女性是氣血兩虛的常見人群，如果想嘗試刮痧，應當先對照自己的身體，查看有無以下氣血虛弱的跡象，氣血虧虛主要有臟腑失於濡養、血不載氣兩方面。

①臟腑失於濡養。由於心主血，肝藏血，所以臨床上血虛主要表現在心肝兩臟。心血不足表現為心悸，失眠多夢，神志不安等。肝血不足，不能上榮，則面色無華，眩暈耳鳴，兩目乾澀，視物不清；不能濡養筋脈，則肢體麻木，肌肉搐動；肝主筋，爪為筋之餘，肝血不足，爪甲失養，枯薄脆裂。

②**血不載氣。中醫認為，血為氣之母，氣賴血以附，血載氣以行。**血虛，氣無以附，遂因之而虛，故血虛常伴隨氣虛，患者不僅有血虛的症狀，而且還有少氣懶言、語言低微、疲倦乏力、氣短自汗等氣虛症狀。應根據以上症狀的輕重，然後慎重選擇刮痧。氣血虛的症狀越多越不適合刮痧，否則會傷氣傷血。如果有急症要刮痧的話，請注意刮局部而不是刮全部，比如頸椎痛就只刮頸椎。此外，刮的面積不能太大，不見痧的地方就不要刮了，同時刮的手法要輕，頻率不要太快，在瘀血沒有消退之前不要再次刮痧。

俗話說「針無補法」，其實刮痧也無補法。刮痧必須刮在淤堵的地方，才可以瀉去多餘的淤積氣血，促進經絡通暢，而如果刮在經脈空虛的地方，只會讓該處更加虛弱。因此，氣血旺盛的常人遇到血瘀、實證刮痧可以通經絡，而血虛血虧的人刮痧則會傷氣血。

節流開源：糾正不正確的生活方式，防止氣血暗耗

女人血虛的情況比較常見，雖說經、帶、胎、產都會大耗氣血，但更多的氣血卻是在不知不覺中消耗的，比如熬夜、久視、多思等都會耗傷氣血。只是由於這種消耗是慢性、長期的，所以不易為人察覺。

如果說補血是「開源」的話，那麼糾正不正確的生活方式，防止氣血白白消耗就成了「節流」。**只知「輸」不知「堵」，則徒勞無功，不見其增長；只知「堵」不知「輸」，則為無根之木，無源之水**。只有將兩者結合起來，開源節流，才能令氣血充裕，永保青春和健康。

✦養生的中庸之道——五勞成五萎，五適護氣血

中庸是古代管理之道，也是氣血養生之道。「久視傷血、久臥傷氣、久坐傷肉、久立傷骨、久行傷筋，是謂五勞所傷」，說的就是這個道理。五勞嚴重時，就會累及五臟而引起「五萎」。只有

把握「五適」的中庸之道，才能養好氣血，遠離五勞和五萎。

欹器本是遠古時代人們打水的一種尖底瓶，為了適應打水需要，欹器設計得很巧妙，空瓶扔進水中會自動傾斜讓水灌入，隨著水量的增加，罐身就一點一點地豎起來，變成直立，這時打水的人就可以順勢把水瓶提上來。但如果瓶中再多進一點水，瓶子就會自動傾覆翻到水裡。由於這種「虛而欹，中而正，滿而覆」的特點，古代的周禮將其製成一種工藝品列為君子座右之器，以警戒管理者為人做事要像欹器一樣不偏不倚，謹守中庸之道。

中庸是古代管理之道，也是身體氣血管理的養生之道，如果不把握中庸適度的原則，就很容易傷及氣血，導致疾病。即使看似簡單的行走坐臥，如果過度就會引起「五勞」。所謂五勞，《黃帝內經》云：「久視傷血、久臥傷氣、久坐傷肉、久立傷骨、久行傷筋，是謂五勞所傷。」這五個生活細節過度也可引起氣、血、筋、骨、肉的勞損。**五勞嚴重時，就會累及五臟而引起「五萎」**。萎證是一種與肢體運動相關的疾病，可以分為皮萎、肌萎、血萎、筋萎、骨萎五萎。其中久臥傷氣，而肺主氣，合皮毛，肺虛引起皮萎（氣萎），多表現為皮膚變得粗糙，皮屑脫落，皮膚鬆弛起皺等。久坐傷肉，而脾主肌肉，脾虛引起肌萎，肌萎表現為肌肉萎縮無力、肌肉退化。久視傷血，而心主血，心虛引起血萎，血萎不足則血管枯萎，血管變細，血流量減少，血管彈性降低，同時，全身氣血運行不暢，導致周身無力、肢體發冷，並往往與心悸、心慌等一起出現。久行傷筋，而肝主筋，肝虛引起筋萎，多表現為肢體關節、韌帶的軟弱無力。久立傷骨，而腎主骨，腎虛引起骨萎，即骨肉萎縮，關節無力，感覺骨中發乏。

但人是血肉有情的動物，需要適度的肢體活動，以促進氣血流通，所以和「五勞」、「五萎」相對，學習「五適」的養生方法，才能有益健康。

1 適視養血，戒久視傷血

適當的閱讀可以使人心情舒暢、脾胃健運，氣血生化旺盛。比如一個人心情抑鬱，氣血瘀滯，這時看一看輕鬆的喜劇或者登高望遠，都可使瘀滯的氣血升發、流通起來，這就是「適視養血」。但「目受血而能視」、「五臟之精氣，皆上注於目」，「視」本身是一個傷精耗血的艱苦勞動。尤其是有些電腦遊戲，最初設計的時候就是步步為營，一心要人們上癮，最容易消耗人的精血，讓人不知不覺就忘了時間，不玩幾個小時停不下來，結果很容易導致眼睛疲勞、目眩、頭暈、心悸、失眠等肝血、心血虛的症狀。對於這些娛樂項目，體驗一下其中的樂趣是可以的，但過度沉迷就不好了。而久視上癮更是陰不制陽、陰血消耗過度的表現。所以，平常看書報或電視、電腦一小時應休息10～15分鐘為宜，這樣才不至於久視傷血。而連續上網四小時以上，就要當心，這是上癮的信號。

2 適坐養神，戒久坐傷肉

適當的靜坐休息，可以促進脾胃健運，而脾主肌肉，所以有利於皮肉的豐滿健美。靜坐的時候，人的全身氣血消耗減少，勻出來的氣血可以用來充分滋養肌肉。比如農民平日體力消耗比較大，秋收過後一般不再勞作，而是進入冬藏的休息時段，這就是「適坐養肉」，為來年開春的體力勞動打下良好的基礎。但是久坐又會傷肉，靜坐時間一長，氣血不通暢，津液運行不暢，有時會使肢體皮肉萎縮消瘦，有時使肢體皮肉腫脹、浮腫，這主要是因為脾不健運，胃納欠佳，氣血生化不足，致使人體皮肉失於滋養之故。比如坐一夜火車，人就會感覺肌肉無力，血脈不暢，下肢甚至會浮腫。因此，辦公族要自我調節「坐」與「走」的關係，每小時要起來活動5～10分鐘，不僅可以防病，還可以使人胖瘦適中，少生贅肉。

3 適立養骨，戒久立傷骨

正確的站姿和適時的站立，有利於人體各骨骼關節的生長發育，並形成健美的形體。尤其青少年正是腎氣蓄積的時候，站姿、坐姿脊椎要挺拔，這就是「適立養骨」。但是站的時間過長，或者單一的站立姿勢，會導致骨的虛損。比如長時間站立，腰就容易酸。從中醫來講，「腰為腎之府」，腰酸意味著腎出現了問題。所以，站立久了腰酸，其實提示腎勞累。而「腎主骨」，腎勞累了，導致骨的損傷。所以，平時站姿要正確，不可久站，特別是正在發育期的兒童，更不能久站。以前學校經常罰站，就是非常不好的教育方式。長期從事站立工作的紡織工、售貨員、理髮師等，每天都要站立數小時，也是脊椎、骨骼疾病的常見人群。這些人如果可能要經常改變站姿，比如左右兩隻腳輪換承受身體重心，適當休息，或者每隔半小時至一小時，活動一下頸、背、腰等部位，每次幾分鐘。此外，平常應穿矮跟或中跟鞋，減輕腰背脊椎的壓力。

4 適臥養氣，戒久臥傷氣

中醫認為，適當的躺著休息或睡眠，可以使四肢百脈以及內在臟腑之氣充盈，恢復人的腦力和體力，為下一階段工作做好準備，這就是適臥養氣的道理。如何理解久臥傷氣呢？如果人們經常過度躺著休息和睡眠，不進行肢體活動鍛鍊，久而久之，不僅肢體筋肉、官竅之氣漸漸衰弱，而且還可累及內在臟腑之氣，出現氣虛等症狀，比如精神委靡不振，身倦乏力，或者食少納呆，飲食不振，或動則心悸、氣短等。很多人清晨剛醒的時候覺得精神還不錯，再睡到中午，反而覺得渾身沒力氣，就是這個道理。因此睡眠不能過少，但也不是越多越好，一般八小時足矣。適量的睡眠才能達到寧神養氣，確保益壽延年。

5 適行養筋，戒久行傷筋

人行走時，運動最多的是韌帶和關節，而筋連於肌肉而附於骨，最需要血的滋養，與肝關係密切。適度的運動，可以促進肝血對筋的滋養。但是肝的滋養是有限的，走的時間過長，氣血就可能供應不上。尤其是老年人，氣血不足，走遠路則關節難受。有些人年輕的時候關節沒養好，一到中老年氣血不足，關節病就經常復發。一般來說，年紀越大，越要小心久行傷筋，行走的速度應當緩慢，持續的時間應當縮短，但年紀再大也應堅持每天走動。行走時身體應挺直，上肢自然擺動，步幅均勻有力。行走困難者可借助手杖或由他人扶行。在身體條件允許時，可以進行快走和慢跑鍛鍊。要量力而行，適可而止，不顧年邁或體弱而長途步行，容易發生腳扭傷、跌倒或心血管疾病。

在這些生活細節之中，久視久坐，是腦力勞動者的養生之戒；久行與久立，為體力勞動者的保健之忌；久臥，則人人皆不宜。學習中庸的「五適」養生之道，避免「五勞」、「五萎」，這樣可以讓您全身的氣血充足，像中正的欹器一樣，既不會空虛而傾斜，也不會過度而顛覆。

✦女人少吃不如少說，既可減肥又可養血

中醫認為，氣血之間「陰陽互根」。其中氣為血帥，要養血就不能隨意耗氣。「多言耗氣」，少說話可防止氣耗散。但並不是叫人刻意少說話，而是告訴大家要有這種意識，什麼時候應該少說或不說，這是生活的智慧，也是養生的智慧。

記得一位年輕的作家說過：「女人氣質之美大於形體之美，形體之美大於容貌之美。」俗話說「三分相貌，七分身材」。所有的女性，都希望擁有苗條的身段，於是常常透過節食來減肥，但卻沒有意識到，不吃飯脾胃就無法工作，相當於一台失去運轉的機器，時間一長就會生銹。如此耗傷脾胃，不僅會導致貧血，還會使人加速衰老，得不償失。其實，女性少吃不如少說，少說不僅能減肥，還能養血，讓人擁有健康的美。而不吃飯氣血則無法生化，卻是在無形中耗傷氣血。

大家可能會覺得奇怪，為什麼少說話還能減肥養血呢？原因在於，**我們說話靠的是氣，少說話可以避免耗氣**。人說話發聲，雖出自喉嚨，但卻是體內氣息推動聲帶的結果。氣足說話時聲音洪亮，像那些「大嗓門」的人，都中氣十足。如果身體裡的氣不充沛，氣虛，說話時聲音低微無力。當我們十分疲憊時，會感覺連說話的力氣都沒了。就是因為說話需要耗氣，身體氣力全無，自然就不想張口了。《唐書》裡有「多言耗氣」的記載，即少說話可防止氣耗散。

不僅說話要靠氣，**人體內的一切生理活動，都要靠氣的推動，氣是人體的動力**。就像減肥，要想真正解決肥胖問題，需要養好氣，氣足才能消脂。中醫認為，造成肥胖的原因是體內痰濕瘀滯，該排走的水液代謝不出去。這是主運化水濕的脾出現了問題，脾氣弱了，運化失職。您可能會說，那是不是好好補一補脾就行了。當然，調脾是關鍵，但一定要補氣養氣才行。只有氣足了，推動力強大了，那些痰濕瘀滯和脂肪才不會瘀阻經絡。此謂「肥人多痰而經阻，氣不運也」。還有，這種氣虛多是陽氣不足。因為人體內的蒸騰氣化作用要靠陽氣進行，陽氣不足，氣化作用弱，同樣會造成水濕滯留，導致肥胖。

氣虛不僅會導致肥胖，還會造成血虛。氣與血都是構成人體的基本物質，都源於食物中的水穀精微和腎中精氣，兩者之間有「陰陽互根」的關係。氣為陽，是動力，血為陰，是物質基礎。**中醫有句話叫做「氣為血帥」，意思是氣對血有推動、統攝和化生等作用，表現為氣能生血，氣能行血，氣能攝血**。

氣能生血，是說血在由精生化的過程中，需要氣的作用來支配。像我們吃的食物能化成血，靠的就是脾氣的正常運行。「氣旺則血充，氣虛則血少」。氣能行血也不難理解。《血證論・陰陽水火氣血論》指出：「運血者即是氣。」即**血的運行需依賴於氣的推動**。如果氣不足，推動力不夠，血就運行不起來。比如，為什麼喜歡生氣的女性易患乳腺增生？人體五臟中，肝主疏泄，喜條達。如果情志不暢快，肝氣鬱滯，血運行不起來，在脈中便會瘀阻，不通則痛，肝經循行兩肋，經乳房，所以肝氣不暢的女性，很容易出現兩脇刺痛、痛經和乳腺疾病。還有一點，就是氣對血有統攝作用。有時女性會出現崩漏，也叫功能性子宮出血，月經淋漓不盡十多天或更久。肝藏血，脾統血，出現這種情況，肯定是肝氣或脾氣虛，對血收藏、統攝無力。筆者認識的一位女性朋友，因為失戀，和男友大吵大鬧，之後好幾天把自己關在房裡哭哭啼啼，不吃不睡，逐一打電話向友人訴苦。

結果有一天出現大便下血，還沒去醫院檢查，就懷疑自己是不是得了癌症。其實這和她幾天的所作所為有關。首先不停地悲傷痛哭，會傷肺氣；大吵大鬧夜裡不睡，傷了肝氣；不吃不喝，傷了脾氣；這幾天沒靜下來，一直在吵鬧或講話，都是在耗氣。氣虛了，無力統血，才導致大便下血。中醫就是這麼簡單，**怎樣對待自己的身體，身體就怎樣對待健康**。舉這個例子，就是向大家說明，氣足則血盛，養氣對女人養血來說，是非常重要的。

女人要養好血，就不能隨意讓氣耗散。這需要從生活中的點滴做起，比如避免不停地講話。古代很早便有「寡言」養生的觀點。道教仙人呂洞賓提倡「寡言語以養氣」。孫思邈也認為「多言則氣乏」，要求人們莫多言，宜少語，少語可使氣得以充養，反之則令氣耗散。教師、營銷員、廣播員等行業的人，最好時常喝一些補氣的茶。但也並不是說不准說話，愛閒聊、愛嘮叨，本來就是一種情緒的宣洩，有益於身心健康，整天不說話也不行。這裡我們強調的是一種寡言養氣的習慣和方法，有利於女性朋友們養血。具體可以參考以下幾個方面：

①**走路時莫講話**。一邊走路一邊講話，是古人養生所忌諱的，認為「行語令人失氣」。《尚書》中也說「行走勿語，傷氣」。因為說話和走路都需要以「氣」為動力，既言且行，則加重對「氣」的消耗。女人逛街，都喜歡結伴挽著胳膊一邊走一邊聊天，有時因街上喧譁，還扯著嗓子歡歌笑語。這是中醫很不提倡的，快走時高聲說話，會給外邪可乘之機，而且耗氣後人會感到很疲倦，使

您沒怎麼逛街就開始累了。

②**進食時莫講話**。在孔子的養生之道裡，曾有「食不語，寢不言」，吃飯的時候要避免講話。因為吃飯時，身體裡的能量大部分在脾胃，氣血往下走。吃飯時不停講話不僅耗氣，大腦還會和脾胃爭奪氣血。所以我們不建議吃飯時用腦，比如吃飯時看書、看報就很不好。並且吃飯說話會吞下大量空氣，容易嗆食，引發胸背疼痛。

③**臥後莫講話**。許多人都有個共同點，就是喜歡晚上睡覺之前煲電話粥。肺主一身之氣，這樣長時間耗氣很容易傷肺氣。肺屬金，肺氣虛，心火必會旺盛（火剋金）。心藏神，心火飄著，神收斂不住，人就容易失眠，這在現代醫學裡叫做神經興奮；同時還會影響心主血的功能。並且女體屬陰，主靜，到晚上不應過於活躍，應該好好休息。

特別是有的人偏偏喜歡臥躺下後長聊，這就更不應該了。孫思邈說：「五臟如鐘磬，不懸則不可發聲。」中醫認為五臟通於五音，人只有站立時，聲音才能像鐘磬一樣洪壯有力。大家都有體會，我們接電話時雖看不見對方，但一聽聲音軟弱無力，就知道對方還在臥床，原因即在此。如果經常躺臥講話，會有損於五臟之氣。因此大家記住，只要臥身躺下了，就不要再講話，否則容易失眠，且有損健康。

④**如廁時莫講話**。中醫養生很忌諱上廁所時講話，容易傷腎氣和肺氣。肺與大腸相表裡，大

便的排出，需要肺氣來推動。如果一邊如廁一邊講電話或聊天，肺氣就會耗散。腎主水液，小便排出靠腎氣推動。一般小便無力是腎氣虛，夜尿頻多也是腎虛，屬於腎氣不固，膀胱失約。一邊小便一邊說話則會損耗腎氣，使腎虛的人更虛，但是很多人都有上廁所聊天、打電話的習慣。

古人不僅意識到如廁講話傷腎氣，還教人們如何利用上廁所固腎氣的方法，就是在大小便時，一定要咬牙，這樣能固攝腎氣。因為齒為骨之餘，牙齒是腎的外現。但不是咬著牙齒不放，而是「腎齒兩枚如咬」，就像有兩個棗核在兩個後槽牙之間，輕微咬著。「咬牙」是一個吸氣、氣往裡收的狀態，您會感覺到氣在往身體裡下沉，這樣就不會開洩，可以補腎氣，同時也可健齒。因此，腎虛血虧的女性，要改掉上廁所聊天的習慣。

關於「少說話」，中醫還有很多說法，比如在寒冷的冬天，不要在外面「高談闊論」，即不可「觸冷而開口大語」，也是在透過少說來養腎氣。**女人天生就要養血，養血就要養氣**，而這些都需要細化到生活的點滴。女人只要細心，懂得愛護自己，生命就會是美麗的。

✦女人要潔身自好，破陰太早會傷血脈

一般女性都想著怎樣補血，卻不想著該如何避免陰血的損耗。房事傷精耗血，太過頻繁對女性陰血的損耗非常之大。更為重要的是，青春期的女性一定要避免性生活，此時年少，血氣未定，如果性生活太早開始，等於提前把後幾年的血氣用光了，其傷害不言而喻。

女子以血為本，其中血要靠養，這種養應該從青春期開始。然而，很多年輕女性並沒有意識到這一點。如何養呢？從行為上來講，就是做到潔身自好，不可過早有性行為。

古人提倡「欲不可早」，不論男女，太早過性生活對身體非常不利。原因是此時年少，血氣未定，即陰血精氣還不充裕。過早外洩，損耗精血，摧殘身體。正如明代醫學家龔廷賢在《壽世保元》中所言：「男破陽太早則傷其精氣，女破陰太早則傷其血脈。」清代汪昂在《勿藥元詮》中也提出：「交合太早，斫喪天元，乃夭之由。」認為男女間性生活太早開始，必然摧殘身體，甚至可能短命夭亡。而女性與男性相比，從幾十年的月經、懷孕養胎、生子到哺乳等，無一个是耗血的大工程，所以很容易血弱血虛。弱了就得「攢」著用，再費耗無度，疾病自然就找上門來了。

有些人可能會說，古代男女成婚不是都很早嗎？起碼是女子嫁人都比較早。其實，這主要是人

們歷來崇尚多子，受多子多福思想的影響，故而早婚。但早在西周時期，《周禮》就已明確提出，**男子要三十而娶，女子要二十而嫁**。

為什麼古人會把嫁娶的時間規定的如此明確呢？《黃帝內經》告訴我們，這是依據人的生理成長而定的。《素問．上古天真論》指出女子「二七而天癸至，任脈通，太衝脈盛，月事以時下，故有子。」任脈起於胞中，走人體正中線，從會陰處直上到人中。任脈主人一身之陰血，女子月經和懷孕都和任脈密切相關，但同時還需要衝脈的帶動。衝脈也起於會陰處，沿著任脈兩邊分叉後向上循行，在前與任脈交合，在後與督脈相會，連接任督兩脈。衝脈主人的一身之性。女子十四歲時「任脈通、太衝脈盛」，開始出現月經，並可行房事孕子女。然而，這只是說可以，卻並非最佳時機。「朘氣不成，不能繁生」，男子未成年或陰精虧衰而交合，則不能繁衍後代。對於女性是相同的道理。古代的皇家王朝或官宦之家，非常重視廣衍後嗣，為了子孫繁衍昌盛，專娶未成年少女做妾，卻往往子嗣薄弱。《褚氏遺書．問子篇》把道理闡述得很明白：「今未笄之女，天癸始至，已近男色，則陰氣早瀉，未完而傷，未實而動，所以雖交而不孕。」什麼是「未笄之女」呢？笄是古時女子用來束髮的簪子，一般十五歲行笄禮，也有的等到二十歲。未笄之女因未成年，發育未完全而陰血精氣早洩，所以不孕。明代醫學家張景岳也曾說：「曾也有未實之粒可為種不？未足之蠶可為繭不？」他認為，青春年少的男女，生發之氣尚未舒展，腎精、腎氣不充裕，還只是花苞花蕾。

誰見過尚未成熟的果實可作種子用的，而尚未成熟的蠶能夠吐絲作繭的？這也是在明確告誡人們，男女不能破陽太早，不能洩陰太早，否則不僅自身精血受損，還將「子脆不壽」。

什麼時候女子才能行房並孕育生子呢？二十一歲時，此時「腎氣平均」，就是說腎精和腎氣達到了氣血平衡的狀態，整個生命在此時出現一個小高潮，可以嫁為他人婦了。如果女子行房早於二十一歲，血脈陰氣破傷，等到二十八歲時就無法達到「筋骨堅」，身體就很難達到頂峰。

如果說古時不提倡女子破陰太早，是因為血氣未定，房事猶如風雨將「幼苗」摧殘。那麼，現代女孩提早破陰，身體所受中傷遠遠不止這些。一方面，現代人對緊急避孕藥的使用率非常高，避孕藥的作用原理，主要是透過抑制排卵，同時阻止精子到達子宮，無法生成受精卵；或改變子宮和輸卵管的活動方式，阻止卵子和精子結合。要知道，緊急避孕藥也會百密一疏，避孕率並非百分之百。正常情況下，受精卵會由輸卵管遷移到子宮腔，然後安家落戶，慢慢發育成胎兒。如果避孕藥抑制卵子的作用失敗，又改變了輸卵管的活動方式，就有可能使受精卵在子宮之外的地方停留下來，發生子宮外孕。之後再做流產，後果非常嚴重。而且，服用緊急避孕藥後，下次月經一般都會往後推幾天，乍看沒什麼大礙，實際上已經打亂了體內氣血的平衡。另一方面，年輕人避孕失敗後，不得不做人工流產。有的女性竟三番五次做人工流產，女人十月懷胎屬於瓜熟蒂落，對身體的傷害不大。而人工流產就好比在青藤蔓上摘下生果子，生扭屬於摧殘，傷枝蔓，損根部，人的身體會氣血俱損，元氣大傷。年輕時這樣大耗氣血折騰身體，等到真想懷孕時就困難了。如果將來因此導致婚後不孕，影響夫妻關係，也只能自嘗苦果。

因此，年輕時都要潔身自好。即便已婚女性，在男女之事上也不宜太過頻繁，否則同樣會吃「血虧」，這也是適可而止的智慧，聰明的女子都應該體會得到吧！

✦ 乳汁為氣血所化，哺乳過長亦傷血

在注重養生的時代，我們建議對嬰兒重歸母乳餵養，因為乳汁為母親氣血所化，是嬰兒純天然最富營養的食料。不過，產婦產後氣血俱虛，特別需要氣血的補益。如果哺乳時間過長，自然不利於產後恢復。哺乳期可根據產婦自身狀況，在6～12個月之間即可。

現在有寶寶的家庭，選擇人工餵養的非常多，雖然奶粉事件一再掀起波瀾，但很多家長仍擋不住奶粉宣傳的誘惑，有的人甚至以給孩子選購大品牌奶粉為榮。其實，還是大家對人工餵養的弊端認識不夠，才導致母乳一再給奶粉「讓位」。人工餵養有哪些危害呢？眾所周知，如今的奶粉僅是安全隱患就不容忽視。即便不是所謂的「毒奶粉」，一般的奶粉也多含有添加劑，會導致孩子早熟。其中蔗糖和香精等成分，雖增加了奶粉的口感，但這「糖衣」卻會破壞孩子牙齒的生長。再

者，奶粉的營養也不夠，與母乳有著天壤之別。

母乳餵養的最大優勢，就是它是由母體的氣血生化而成的，是血的變現。《景岳全書》指出：「婦人乳汁，乃衝任氣血所化，故下則經，上則為乳。」女性在孕育階段沒有月經，就是因為懷孕時氣血幾乎全部都去供養胎兒了。生產之後，氣血則化為乳汁留給嬰兒食用。而血又是母體內的精華物質。中醫認為，人的脾胃是氣血生化之源，血是由我們飲食中的精微物質化生而來的。古人講「乳為血化美如飴」，母親的乳汁甘甜純美，最具營養。可見，**母乳是嬰兒天然的健康飲食**。還有，孩子在母體內已經習慣了氣血供養的環境，乳為血化，因此孩子出生後餵他母乳，才更容易接受。所謂「小兒在腹中，賴血以養之，及其生也，賴乳以養之」。不僅如此，母乳餵養還能增進母嬰雙方情感的交流，且有利於產婦自身健康。它可以使產後哺乳的女性，大大減少患乳腺疾病的機率；哺乳時刺激子宮肌肉收縮，有助於惡露盡快排出。

母乳餵養自然是正理，不過話雖如此，但**哺乳的時間也不宜過長，否則又會反過來影響產後恢復**。這是因為，女人在生產後，百脈空虛，氣血不足，處於一種周身血虛的狀態。有人說，那哪裡來的氣血生化乳汁呢？當然是合理飲食，補充營養。眾所周知，產婦月子裡要好吃好喝，一方面是給自己恢復元氣，一方面是要靠這些營養生化乳汁。胃經的循行經過乳房正中，胃的吸收是否正常，經脈是否通暢，直接關係到乳汁的多少及質量。因此，相對產婦來說，哺乳也是一件耗血耗氣的事。**哺乳時間過長，必然會傷血，使產後血虛的情況不易恢復**。

那麼，要做到產後哺乳不至於太傷血脈，哺乳期應該多長好呢？一般來說，母乳餵養可持續4～6個月。六個月至一週歲，可在哺乳的同時添加輔食，到一週歲基本上就可以停奶。如果是素來身體虛弱的產婦，哺乳期不宜過長，半年左右即可。《壽世保元．卷八》中指出：「一兒生四五個月，止與乳吃。六個月以後，方與稀粥哺之。」嬰兒在4～5個月之前，主要靠母乳來餵養。等到半週歲時，母乳已不能再滿足小兒生長發育的需求，就該酌量添加輔食。其中要遵循從稀到稠、從細到粗的原則。一般穀類不會引起刺激或過敏反應，可以做一些米糊、粥糊給孩子吃。小兒消化能力有限，一次量不能過多，小半杯就足夠了。此時小兒脾胃嬌嫩，凡是稠黏乾硬、瓜果葷腥、燒炙煨炒，以及酸、鹹、辣、甜味濃的食物，小兒都不宜吃，可適量吃些味淡的熟菜和白粥。

餵孩子是件累活，為了寶寶的健康成長就要付出辛苦。但是辛苦不怕，最主要的是，產婦分娩後，元氣大傷，氣血俱虛，而哺乳也是在耗氣血，因此媽媽們必須注意自身的調養，哺乳後要好好把氣血補回來。

已斷奶或正處在哺乳期的媽媽們，可以多吃一些補血調理的食物，比如小米紅糖粥、雞湯、花生豬蹄湯，這些都有很好的補血效果。在《太平聖惠方》裡，有個方子叫「小米羊肉粥」，是治療產後血虛的藥膳方。

羊肉味甘，性溫，溫中暖腎，益氣補血，加養脾胃、補氣血的小米，使這款粥具有益氣、養血、溫中的效果。不管是對哺乳後的補血調理，還是一般性的產後氣血虛弱、精神不振、面黃肌瘦等症狀，都有很大幫助。有人會覺得羊肉羶味較重，其實這裡面的生薑就能去除羶味和提鮮。說到這，素來體虛的媽媽們可不能因為哺乳耗氣血，而直接給孩子餵奶粉。而且哺乳期也是女性的必經階段，只要懂得哺乳後怎麼調養，就盡享作為媽媽的幸福吧。

小米羊肉粥

材料：小米和瘦羊肉各 100 克，生薑 6 克，蔥白 3 段，花椒和鹽少許。

做法：把洗好的瘦羊肉切細絲，小米淘洗乾淨，同羊肉煮湯。煮沸後加入生薑、蔥白、花椒和鹽等調料煮成粥即可。空腹食用。

Part 2

男人，養身先養精

男人養精：深度解讀腎精不足的信號

精為何物？一是先天之精，由父母遺傳而來；二是後天之精，由飲食化生而來。相對於女人來說，男人對精的依賴程度更強。《女宗雙修寶筏》就指出：「**男子以精為本，女子以血為本。**」男子的生理特點主要是生精與排精，大凡欲生育，腎精必先強盛，精氣溢瀉，才能有子。而男子第二性徵發育、天癸之至竭、性慾，也都與腎精有著密切的關係。腎精衰竭，男性不但會出現性功能障礙，而且也無法延續子嗣。所以對於男人來說，必須保持腎精的充盛。所以在生活中需要能解讀腎精不足的信號，如此才能防患於未然，將疾病消滅在萌芽狀態。

✦「隨意樁」，培補腎氣的好方法

腎為陰中之陰，心為陽中之陽，只有心腎相交，陰陽交泰，才能達到「安，不奢逸；危，不驚懼；胸有驚雷而面如平湖者，可以拜上將軍」的境界。反之，一個人如果喜歡抖腿、蹺腿、脾氣暴躁，則是腎精不足、心腎難以交泰的表現。

如果我們去北京故宮，一定會經過交泰殿，它位於乾清宮與坤寧宮之間，因乾為天，坤為地，取《易經》「天地交泰」之意。交泰殿建築結構呈正方形，傳說是皇后才能入住的「正宮」，正中的「雌龍寶座」只有皇后才可登臨，慈禧一生專橫跋扈，極盡奢華，卻也與它無緣。寶座上方最引人注目的是懸著一塊匾，上面寫著「無為」二字。掌管後宮的皇后無論管理多少宮女太監（最多可達九千人），能力有多麼強，還是不能去管皇帝的「外事」。為什麼封建社會專與女人過不去，要她們無為呢？這與中醫天人合一的理念有關，因為古人認為，男子為陽，女子為陰，對應自然界陰內陽外、陰靜陽躁的特點，所以才認為女子主內。

同樣，五臟之中也有陰有陽。**心臟位於胸廓之中而又居膈肌之上，在五行中屬火，為陽中之陽，所以被譽為「君主之官」**，要積極向上，自強不息，才是名副其實的君子。而**腎臟在膈肌之下，又屬水，為陰中之陰**，要以陰為貴、以收斂為貴。一個人平常喜怒不形於色，遇到大起大落仍面不改色，說明他體內腎精充足，而且收斂得很好，才能面對安逸而不墮落，面對突發事件而不恐懼，所以能成大事。

反之，一個人如果體質不好卻脾氣暴躁、喜怒無常，則可能是腎精收斂不住、腎精不足的表現。這類人腎水不足，火氣容易上炎，脾氣就比較大，而怒氣再把本來不多的腎精調空，發完火就會非常累，並不像一般人因出氣而感到輕鬆。正常情況下，人體內的水火應該像天地一樣陰陽交泰；**人在腎氣不足的時候，水不制火，心腎不能交泰，就容易煩躁**。「煩」字是個會意字，從頁從火，「頁」上面是「首」，下面是「人」，本意是「人頭」，從「頁」的字都與頭面有關（如頤、額、頰、頷等）；從「火」，表示發熱。《說文解字》中「煩」的本義是頭痛發熱，中醫認為發熱也與腎精不足導致的虛火上炎有關。「躁」呢？它也是腎陽收斂不住的一個表現。「躁」字是個形聲字，「喿」是聲旁，「足」是形旁，可以說是動物的蹄子，例如馬躁動起來就會揚起前蹄長嘶；也可以說是人的大腿，一個人心情煩躁，他就會來回走，坐下來也無法安靜，這說明他腎精不足。有些人還會不自覺地把鞋子脫下來，這不僅與腎精不足有關，還與肝血虛有關。

「站樁」是一個培補腎氣的好方法。站樁時身體半蹲，可將氣血引入下丹田，而腎正好居於下焦，這樣就可以培補腎氣、祛除虛煩。經常練此功法，還可以提高人體抵抗外邪的能力。中醫講「衛氣出下焦」，半蹲使氣入丹田的同時，還可增加衛外之氣，這樣的人身體抵抗力強，就不易生病。

關於站樁，能堅持練習的人很少，這裡教大家一個簡便的方法——「隨意樁」，只要注意把握以下要點就即可。

第一，兩腳開立，與肩同寬。這個動作不是可有可無的，兩腳與肩同寬可以打開大腿內側的足太陰脾經、足厥陰肝經和足少陰腎經三條陰經。

第二，腳尖要微微朝內，扣成內八字，這樣才能打開大腿外側的三條陽經（足太陽膀胱經、足少陽膽經、足陽明胃經）。

第三，屈膝時，兩條大腿稍微朝內側收，有些「夾緊尾巴」的感覺，尤其是有輕微O型腿的人，這一點很重要，這樣三條陰經才能均勻受力，有利於經絡氣血的通暢，否則三陰經、三陽經之間不能得氣，這個站樁的姿勢就失去氣血養生的意義。屈膝的幅度不要太過，站好以後靜心、不動。

✦面色是反映健康的臉譜

望面色屬於望診的高級境界：同樣面色偏黑，淺黑色大多是腎陽虛衰；黑而乾焦，多是腎陰虛、虛火灼傷陰液；面色發黑，同時皮膚粗糙、乾燥，有裂紋，多是瘀血內阻……同樣是偏黑的面色，「有神之色」說的是黑而有光澤；「有胃氣之色」，說的是黑而潤澤；「有氣之色」說的是黑得含而不露。

同戲曲臉譜一樣，人的臉色也有青紅皂白之分，雖然沒有臉譜那麼鮮明，但也是有章可循。青色屬肝，一個人發怒、生氣時，肝陽之氣上衝，臉色會「鐵青」。赤色屬心，那些比較急躁的人，常常會跟人爭得「臉紅脖子粗」。黃色屬脾，一個人脾胃不好，營養不良，常常會面黃肌瘦。白色屬肺，很多肺結核患者的面色蒼白，該病因此被稱為「白色瘟疫」。黑色屬腎，如果腎不好，臉色就容易發黑，比如人老了腎精慢慢不足，臉上就會長出黑色的老人斑。一般臨床上的腎病患者都面色發黑，而久病傷腎，某些長期病患也容易臉色發黑。

經由面色發黑的不同情況可以判斷腎的病情，**如果是淺黑色，大多是腎陽虛衰所致**，要多吃羊肉、韭菜等溫熱食物；**如果面色黑而乾焦，如同「漆柴」，多是腎陰虛或者腎精損耗嚴重**，面如漆柴，是說臉色黑而缺乏光澤，這種情況要吃一些補腎益精的蓮子、枸杞和西洋參等；**如果面色發黑，同時皮膚粗糙、乾燥，甚至有斑塊，像鱗甲一樣錯落有致，則屬於腎氣不足引起的瘀血內阻**，不但要補腎，還要多吃養血活血的食物，比如山楂、紅糖、紅花等。**有些人面部局部發黑，比如嘴唇周圍發黑，則是腎虛兼脾虛**，「脾之華在唇」，口唇本是脾氣運行旺盛的地方，脾虛則腎水反克脾土，使口唇周圍發黑，這就需要加服健脾祛濕的食物，比如薏仁、芡實、冬瓜等。

綜合以上所述，**面色發黑的根本原因是腎虛，其次是與腎虛關係密切的脾虛水濕和血瘀**。俗話說「一白遮千醜」，現在很多面色偏黑的人都想美白，一種可能是天生的黑，還有一種就是腎虛，對於後者，就得補腎了，這裡推薦的是「玫瑰山藥粥」。

不是臉色黑就表示腎虛，那些天生黑皮膚、多曬太陽的人，大多都很健康。**無論是什麼膚色，重要的是，一定要有光澤**。古人打比方說，面部的光澤要像被「縞」裹著一樣。縞字從糸從肙，肙既是聲旁，又有「細小、小巧」的意思。「糸」與「肙」聯合起來表示「細膩光潔的絲織品」。所以，心有生機，面色就應該像細膩的薄縞裹著硃砂；肺有生機，就像薄縞裹著粉紅色的絲綢；肝有生機，就像薄縞裹著天青色的絲綢；脾有生機，就像縞裹著瓜蔞實（一種藥材，果實金黃色）；腎有生機，就像薄縞裹著紫色的絲綢，這些都是五臟充滿生機、欣欣向榮而顯露於外的表現。

患者一般難有這麼健康的面色，**中醫將面色進行細分，來判斷患者的生死壽夭。第一個是「有神之色」，單純講光澤度。患者臉上不同的「色」可以說明疾病的部位，而「澤」反映臟腑精氣的盛衰**。因此，色的變化再大，只要光澤不滅，就表示臟腑精氣未竭，生機猶存。

《黃帝內經》曰「青如翠羽者生，赤如雞冠者生，黃如蟹腹者生，白如豕膏者生，黑如烏羽者生」。翠羽、雞冠、蟹腹、豕膏（豬肚）、烏羽都是血肉有情的意象，閃爍著生命的光澤。反之，「青如草茲者死，黃如枳實者死，黑如尚炱者死，赤如衃血者死，白如枯骨者死」，乾草、枳實、尚炱（煤炭）、衃血（鼻血）、白骨這些都是草木無情的意象，死氣沉沉，沒有生機，表示臟腑精氣將絕，久病之人突然有這樣的臉色，是病情惡化的兇兆，比如臨終患者臉上突然泛紅，像塗抹上去似的，這就是迴光返照。

第二個是「有胃氣之色」，講潤澤度。胃為氣血之本，津液之源，如果胃氣旺盛，血氣充足，面色就會很滋潤。而黃是脾胃之色，有一分黃色便有一分胃氣，所以患者面色中只要還有些黃色，表示胃氣尚存，還可以救治。當然，這種黃色仍然要潤澤有光才好，如果枯槁無澤就表示胃氣欲絕，水穀精微生化無源，反而不妙。

第三個是「有氣之色」，講色澤含而不露。《紅樓夢》中寫到王熙鳳「粉面含春威不露」，威風收斂，沒有發出來卻也能感覺到，這就是性格的含而不露。健康的人精氣收斂得很好，所以白裡透紅、含而不露；而滿臉通紅則是露得多含得少。患者精氣收斂不住，面色過於鮮明外露，則意味著精氣洩於外，臟腑空虛，「色至氣不至」，就像斷了線的風箏孤露於外，這就意味著精氣衰敗，命不久矣。

這三種面色都屬於「正色」，也就是基本色。**正色之外，人的面色還會隨季節而改變，如春青、夏赤、長夏黃、秋白、冬黑等，這就是「客色」，像客人一樣待一陣又消退了**。無論正色和客色，都應以榮光華潤、含蓄不露為特徵，說明五臟精氣內充，神機健運。

此外，面色在疾病定性、定位方面具有很大的意義，如腮部黑多為腎病，眼角青為肝病，顴骨發紅為心病，鼻頭黃為脾病，印堂白為肺病。更為神奇的是，臨床上許多疾病，有時脈象還沒有變化，面色就已經顯露出來。比如肺癆患者，兩邊顴骨出現胭脂紅為火剋金，肺屬金，其受剋說明病情加重；而面部出現黑色則提示腎臟衰竭，也是不良預兆。由此可知，面色同脈象一樣，學問也很大，需要一定的職業修養和環境熏陶，沒有醫學基礎者不宜輕易下結論，以免帶來不必要的心理困擾。生活在嚴寒極地的愛斯基摩人，常年與皚皚冰雪打交道，對白色非常敏感，以至於該民族的語言中，對於「白色」的描述有十幾個詞，其中的細微差別只有他們自己才體會得到，其他民族無法分辨，也無法翻譯，這就是環境帶來的民族文化差異。中醫也是如此，現代人長期受西醫熏陶，對於中醫脈象、面色、寒熱虛實等，一是不知道如何區別，二是區別了以後不知道如何運用，所以學習時必須循序漸進而慎重，這樣面色才會像藏在3D立體畫後面的臉譜一樣浮現出來。

玫瑰山藥粥

材料：山藥 200 克，薏仁 100 克，玫瑰花 5 克，紅棗 20 克，冰糖適量。

做法：先把山藥洗淨去皮，再切成小塊，其他材料洗淨後備用；然後坐鍋燒水，把薏仁倒入鍋中，水開後用小火慢慢熬，30 分鐘後放入山藥、紅棗、玫瑰花，用文火慢慢熬，待食物煮爛以後，再加入適量冰糖即可。

用法：每天早起食用 1 碗，對於改善面部暗黑有很好的效果。

功效：薏仁有健脾祛濕的作用，山藥則是補腎益精的佳品，加上補血活血的玫瑰花和紅棗。

肝腎同調：腎為生殖之根，肝為洩精之樞紐

中醫有「肝腎同源」的說法。首先，腎藏精、肝藏血，精血同根，皆由水穀所化，且能相互轉化；其次，肝腎均內藏相火，而相火源於命門。臨床上治療相火妄動，常常是兩者並治。明代醫家李中梓的《醫宗必讀》中指出：「東方之木，無虛不可補，補腎即所以補肝；北方之水，無實不可瀉，泄肝即所以瀉腎。」從位置上來說，兩臟同屬下焦，因此也成為「肝腎同源」的依據之一。所以，**男人在補腎益精的同時也要補養肝血**，只有兩者兼顧才能使陰陽平衡，恢復正常的生理功能。

✦肝主筋，傷肝必損性功能

「筋」這個字，上邊是「竹」，下面是「月」和「力」。竹子有一個特點，就是韌。「月」代表肉，什麼肉既有韌性又有力量，自然是陰莖。陰莖能夠勃起，而其他部位的肌肉沒有這個功能，原因就在於它有筋的特點。

如果中醫說一個男人腎虛，不一定說他性功能方面比較遜；但如果中醫說一個男人「宗筋廢弛」，那就明確表示「這個男人不僅性功能比較弱，而且很可能無法行房」。

什麼是宗筋？宗筋的本意是人一身所有「筋」的總匯，這裡指男子的陰莖。其實，在人們熟知的十二經絡之外，還有一個「經筋」系統。經筋與正經不同，正經隸屬於臟腑，所以經脈也冠以所屬臟腑的名稱，經筋雖說也有十二條，但不入臟腑，所以命名上不冠以臟腑名稱。比如，只有足少陽經筋，但沒有足少陽「膽筋」這樣的說法。**如果說正經是「主路」，那麼經筋就是「輔路」，它的分布較淺，起於四肢末端，走向頭身。有的雖也進入胸腹腔，但不入臟腑。經筋還有一個特點，就是一遇到關節和筋肉豐盛的部位，就會結聚**。比如腳踝、膕、肘、肩窩等都是經筋結聚的地方，所以中醫才有「諸筋者，皆屬於節」的說法。十二經筋也分六條陰經和六條陽經。其中足三陽、手陽明之經筋皆結於顴部，手三陰之經筋結合於膈部，足三陰、足陽明之經筋皆聚於陰器，所以，男人的陰莖也是筋。再來看「筋」這個字，上邊是「竹」，下面是「月」和「力」。竹子有一個特點，就是韌。「月」代表肉，什麼肉既有韌性又有力量，自然是陰莖。陰莖能夠勃起，而其他部位的肌肉沒有這個功能，原因就在於它有筋的特點，因此，古人將陰莖（有時候也包含睪丸）稱為「宗筋」，就是這個原因。

中醫同時將宗筋與天、地、人對應。天筋藏於目，地筋隱於足，而宗筋位於人體中央，是男人

的性特徵，負責傳宗接代，正與人倫之樂相對應。從某種意義上來說，宗筋就是人體最大、最重要的一根筋。「宗筋廢弛」就是男人的陰莖廢用。《黃帝內經．素問．痿論》曰：「入房太甚，宗筋弛縱，發為筋痿，及為白淫」，說的就是這個。

筋靠什麼來養呢？答案是血。**只有肝的「血庫」充盈，筋膜得到充分的營養，功能才能得到正常的發揮**。如果血庫告急，那麼筋就會鬆。現在腰椎間盤突出的人為什麼那麼多，就是因為現代人嗜好熬夜、吸菸、喝酒，把肝給傷了。這個時候其實只要把肝血養起來，疾病便可癒。

陰莖也是筋，自然也是靠肝血來滋養的，如果肝血養不了筋，就會陽痿。現代人一陽痿就吃壯陽藥，使用不當反而會傷腎精，腎水生不了肝木，只會使虛的更虛。所以，**男人想要「性趣盎然」，關鍵之一也是滋養肝血**，肝血足，陰莖就能正常勃起。比如剛出生的男嬰，他們雖然不知道男女之事，「陰莖」卻能照常勃起，就是因為肝腎氣血很足。

傷肝的行為有哪些呢？最常見的莫過於喝酒、動怒、開夜車。其中有些人對喝酒的認識有誤解，認為喝酒利大於弊。尤其喝到一定程度，人就會覺得飄飄然，以為真正達到了寵辱皆忘的高等境界，但其實喝酒對肝的傷害非常大。

為什麼喝酒會產生快感呢？因為酒是水穀精微，寒冷的冬天，萬物收斂，海水結冰，只有酒不結冰，可見它的升發之性很強。如果適量飲酒，能調動肝臟的升發之機，緩解抑鬱之氣。但如果繼續喝，體內的肝氣就會升發過度，導致「肝膽橫浮」，做出一些膽大妄為的事情。肝屬木，橫著也好，浮著也好，都是無本之木，不能長久。所以「英雄」酒醒了也就不是英雄了，「寵辱皆忘」的還是繼續憤世嫉俗，「胡作非為」的事情還得親自埋單善後。同時，由於肝氣在酒醉時調用太多，內心的失落和身體的痛苦比沒喝酒之前會更嚴重，比如發生頭痛、胃痛、嘔吐等，所以喝酒一定要有節制。

怎樣喝酒才是有節制呢？這就是孔子所說的「惟酒無量，不及亂」。**喝酒沒有特別規定，底線是絕對不要喝醉**。看似簡單的七個字，做起來卻很難，所以小說裡有一句話叫做「飲酒不醉為最高」。最高往往是最難的，一般人只能體會到醉的境界，體會不到聖人不醉的境界。這裡推薦一個比較安全的飲酒標準，健康成人每日喝下去的純酒精不宜超過十五克（純酒精量＝酒精濃度×0.8×飲酒量），其中白酒度數高，容易過量，一般低度的不能超過一百毫升，中度的不能超過五十毫升，而烈性酒最好不要超過二十五毫升。把握好這些量，就可以有效地促進肝氣升發，而不至於飲酒過度。

還有一些人不單喝酒沒有節制，事後還要「醉以入房」。人為什麼要藉著酒勁入房呢？因為酒能讓人興奮，而喝完酒以後，人的感覺稍微有點遲鈍和麻木，可以延長交合的時間。所以，有些人甚至養成了「先喝酒，再入房」這樣一種習慣。實際上，在男性的房事行為中，腎負責藏精，而肝負責洩精，只有當腎精儲存到一定程度，肝才會自動打開閥門，把多餘的精洩出去，每當腎精不足，肝臟的閥門就自動關閉，保護腎精不至於疏洩過度。所以中醫有「肝為洩精之樞紐」的說法，而這個樞紐無疑是陰莖。醉酒之後，肝氣升發過度，失去制約，不管腎精是否充足，陰莖一味地勃起，這時行房結果必然會透支原本不充足的腎精。兩相夾擊，就像倉庫管理員在加班加點搬空倉庫一樣，時間越長、頻率越高，透支的越多，最後必然導致管理員「過勞死」，不再疏洩；腎精也十分虧虛，無法閉藏，這樣就會影響生殖和壽命。此外，腎主智，在醉酒狀態下行房，肝腎俱傷，這時受孕的孩子出生後智力偏低。有些小朋友一生出來就不是很健康，這可能和他們的父親「醉以入房」的行為有關。古人也早就發現了這個問題。陶淵明作為一代文豪，對自己的幾個孩子非常失望：「阿舒已二八，懶惰故無匹。阿宣行志學，而不愛文術。雍端年十三，不識六與七。通子垂九齡，但覓梨與栗……。」他後來總結原因說：「後代之魯鈍，蓋緣於杯中物所貽害」，不難看出他的自責之意。

好在很多年輕人也意識到了這個問題，很多男人在跟妻子計劃生寶寶的時候，都會自覺提前用三個月到半年的時間來戒酒，這是非常值得鼓勵和提倡的。試想，陶淵明一共生了五個兒子，尚且不能如意，今天人們大多只有一個孩子，實在大意不得。

✦夢遺是肝腎惹的禍

肝經是從足底上行至生殖器並繞行一圈才往上走的，而丑時肝經當令，導致陰莖氣血流注最盛，易勃起。這種現象西醫叫做「晨勃」，中醫叫「五更轉陽」。這時如果仰臥，衣被的摩擦會使性刺激變強，精關固攝不住，就容易發生遺精。

遺精是指男子在沒有性交的情況下出現的射精現象，如果發生在夜間睡夢中稱為「夢遺」，發生在白天清醒時稱為「滑精」，其中以夢遺比較多見。

據統計，約有80%的未婚男青年有遺精現象，如果次數較少，且對精神體力沒什麼影響，甚至有如釋重負的感覺，一般認為是正常現象，這就是古人所說的「精滿自溢」。一般性成熟後的男子，每月幾次遺精屬於正常生理現象，但遺精次數過頻，甚至白天也滑精，多屬於病理現象。

中醫認為，遺精乃精關不固所致。眾所周知，精囊儲存著精液，而陰莖是排出精液的通道，只有在性刺激達到一定強度的情況下，才會排精。所以精關不固說的是男人潛在的性自制力下降，生殖器的刺激閾值降低，導致精液封藏不住而自動外洩。日常生活中，各種情志不調、疲勞過度、手淫、胡思亂想、飲食失常等因素，都可以直接或間接地影響到精關的固攝功能，導致夢遺或滑精。

其中腎虛不藏引起的遺精經常伴有面色蒼白、沒有精神、四肢冰涼、比較怕冷、腰酸背痛等症狀，在食療上應當以溫補腎陽、固澀精關為主，這裡推薦**「蓯蓉羊肉粥」**。

蓯蓉羊肉粥是一個治療遺精的經典藥膳，宋代太醫院編修的《聖濟總錄》中即有記載，而明代李時珍也稱肉蓯蓉同羊肉煮食能強陰益精髓。

肉蓯蓉是一種寄生的草本植物，外形很像男人的生殖器，中醫就用它那雄壯的肉質莖來入藥，由於功效卓著，素有「沙漠人參」之美譽，歷史上就被西域各國作為上貢朝廷的珍品。

肉蓯蓉產於內蒙古、甘肅、新疆等地，它寄生的樹木多生長在乾旱、降水量少、蒸發量大的地方，這使它們必須具有很強的吸水保濕能力，由於中醫認為腎屬水，遺精就像水液外洩一樣，所以肉蓯蓉應用在人體，就有防止「腎水」流失、固澀腎精的作用。同時由於沙漠日照時間長，晝夜溫差大、含鹽較多，肉蓯蓉也就具有溫、鹹的藥性特徵。好在它附生的部位是寄主的根部，為陽中之陰，於是便有了平補的特徵，《本草匯言》稱它「溫而不熱，補而不峻，暖而不燥，滑而不泄，故有從容之名。」

此藥膳主要針對**腎虛不藏型遺精**，關於遺精的其他原因，患者也需要仔細分辨。如果心煩意亂，無法入睡，夢中遺精，經常頭暈目眩，體倦神疲，小便量少、顏色深且有熱感，當考慮為**心腎不交型遺精**；如果口苦心煩，口舌生瘡，小便灼熱、有刺激感或者不舒服，當考慮為**濕熱下注型**

遺精；而記憶力下降、失眠，面色發黃，四肢無力，納差，還經常消化不良，稍微勞累就容易遺精，則考慮為**勞傷心脾型遺精**。

肉蓯蓉是一味名貴的藥物，雖然現在能人工栽培，不過價格仍然較貴。所以這裡為大家推薦一個民間治療遺精的方法，暫且稱它為**「搓臍法」**。方法如下：每天睡覺之前，端坐床上，調整呼吸，平心靜氣。以左手按摩臍部十四次，然後右手再按摩十四次，再用兩手上下搓肋三十五次，然後身體慢慢往左右旋轉三到四個回合，最後深吸氣一口，想像氣流進入丹田，並雙手握空拳數分鐘。事後身體屈曲，側身睡覺，此時身心無思無慮，自然進入夢鄉。

這裡臥床的姿勢很重要。古人養生方法有這樣幾句話：「行如風、立如松、坐如鐘、臥如弓。」很多人都不明白為什麼要臥如弓，其實是為了養精。遺精多發生在後半夜、黎明之時，為什麼會這樣呢？這與肝經密切相關。肝經的分布，是從腳底向上至生殖器並繞行一圈才往上走，而凌晨一點到三點是丑時，肝經當令（值班），必然導致陰莖氣血流注最盛，此時最容易引起陰莖勃起。這種現象西醫叫做「晨勃」，中醫叫「五更轉陽」。這時如果仰臥，衣被的摩擦會使性刺激變強，自然容易發生遺精，所以只有養成側臥的習慣才可以避免晨起遺精。

過去有些人遺精比較嚴重，服藥無效、針灸不靈之時，醫生就讓他在大筐裡睡覺，使身體屈曲，無法伸腿；或者用寬布帶子往脖子上一套，下面兩端拴在兩足踝處，使人無法伸腿，陰莖處於掩藏狀態，夜間不容易受到刺激，自然可以防止遺精。

此方法曾經在民間流傳甚廣，在《遵生八箋》、《修齡要旨》、《類修要訣》、《紅爐點雪》等古代養生書籍中均有記載，內容大同小異。這裡選取的是明代養生家龔居中的《福壽丹書》，原名《夢失封金匱》，是一個歌訣的名稱，夢失封就是夢中精關失於封藏的意思，也就是指夢遺。金匱即金匣子，說的是這個功法的重要和珍貴之意。書中說，這個功法可防止遺精，特別是因勞頓疲倦導致的夢遺。作者同時還引用當時一位養生家鄭思遠的話：「事多忘者神昏，汗多出者神脫。此是夢失神弱，脫漏真精，乃修真之士之大忌也。如能長期堅持研練，自可精神內固，神氣內斂，生精益氣壯筋骨，則夢遺精滑之症不治自癒也。」好處如此之多，的確值得一試。

✦肝腎氣不足最易陽痿

陽痿一證多因，表現各異。腎氣不足，以陰莖勃起後不硬為特點；腎陽虛弱證，以陰莖無法勃起為特點；還有陰虛火旺證，以性慾衝動時一觸即洩為特點。如果是腎氣不足引起的陽痿，用最能下氣的雌鴿燉湯，並且同時按摩肝腎兩經，可以促進性功能的改善。

男子有性的慾望，但陰莖不能勃起，或者勃起後不硬，無法真正完成性愛，叫做「陽痿」。引起本病的原因頗多，比如精神過度緊張、過於憂慮悲傷、手淫過頻、房事過度等。中醫認為原因之一是腎氣不足。

如何理解腎氣不足呢？男人陰莖不到關鍵時刻一般是不勃起的，就像一個癟癟的空氣球，只有拚命吹氣，它才會鼓起來。**西醫認為陽痿是海綿體充血不足，而中醫則認為這股充血的動力在於腎氣的推動**。日本醫家丹波康賴的《醫心方》對這股振興陽道的氣有十分細緻的論述：「玉莖不怒，和氣不至；怒而不大，肌氣不至；大而不堅，骨氣不至；堅而不熱，神氣不至。」其中「骨氣不至」最符合腎氣不足的特點，勃起後不硬，同時平常還可能伴有呼吸短促、乏力、腰酸、腿軟等問題。

所以**腎氣不足型陽痿**，食療思路就是從補氣入手，而且這股氣一定要能夠下達腎，像很多動物腎臟（腰子）、鞭、睪丸，就比較符合這個特點，且見效比較快，一直被男人們熱捧。這裡推薦的是「雌鴿木耳湯」。

西方的諾亞方舟故事中，銜著橄欖枝的鴿子給人類帶來了和平與新生，所以西方人一般不吃鴿子。鴿子在中國則是一個常用的滋補品，早在《周禮・天官・庖人》就有「庖人掌共六畜、六獸、六禽」的記載，後來漢代經學家鄭司農解說「六禽」為「雁、鶉、鷃、雉、鳩、鴿」，說明中國早在西周時期就已經把鴿子當作供膳的禽類。

鴿子具有滋補功能，民間早有「一鴿勝九雞」的說法。中醫怎麼看呢？

鴿子的祖先生活在海岸險巖和巖洞峭壁等地，在那裡築巢、棲息、繁衍後代。明代張萬鐘《鴿經》就有「野鴿逐隊成群，海宇皆然」的描述。由於長期棲息海邊，渴飲海水，所以到今天鴿子仍然有嗜鹽的習性。如果鴿子的食料中長期缺鹽，會導致產蛋等生理功能紊亂。據說每隻成鴿每天需鹽0.2克，所以中醫認為鴿子味鹹，歸腎經也就不難理解了。

鴿子自古以來被稱為「淫鳥」，現代人也偶爾戲稱它們為「偉鴿」。從「鴿」字來看，從鳥從合，就是「喜歡交合的鳥」。確實，鴿子的繁殖力很強，性慾極強，雌雄交配很頻繁，這是由於它們的性激素分泌特別旺盛所致。西方人愛好鴿子，卻困擾於它們旺盛的繁殖力所帶來的問題，以至於不得不在它們的食物裡投放避孕藥。因為這些特點，中醫把鴿子作為扶助陽氣的強身妙品。《本草綱目》中記載「鴿羽色眾多，唯白色入藥」，認為它有補益腎氣、強壯性功能的作用。

在使用本方法進行食療的時候，有些問題需要注意。鴿肉屬於補氣類食物，食療期間，注意不要吃破氣消滯的食物，例如蘿蔔、萊菔子（蘿蔔子）、青皮、三棱、莪朮等。如果遇到風寒感冒等疾病，就要停止食用，以免引起風寒邪氣的深入。

此外，本方法主要適用於腎氣不足型陽痿。其他如**腎陽虛弱證**，以陰莖無法勃起為特點，伴有頭昏耳鳴、四肢冰冷等問題；還有**陰虛火旺證**，以性慾衝動時一觸即洩為特點，並伴有思慮過度、失眠、顴骨發紅、眼睛乾澀等。

無論何種原因導致的陽痿，食療培補都是一個緩慢的過程，切不可急於求成而食用大量壯陽助火的藥物或者食品，否則只會飲鴆止渴，造成更多問題。在食療之外，搓腳心也是個不錯的方法。

端坐在椅子或者沙發上，用熱水洗完腳後，用手掌搓左右腳心各一〇八下，上下一個來回為一下。然後兩腳腳掌相對，兩膝蓋外展，兩手掌心向下，由兩膝內側稍微用力推按，一直推到腹股溝（即大腿根），左右腿各推一〇八下，每天早晚各練習一次，期間要節制房事，一般練習一個月即可見效。

搓腳心是很多養生愛好者比較熟悉的養生之道，**足底不僅是全身的重要反射區，而且也是腎經湧泉穴的所在，常搓腳心自然可以培補腎氣**。推按大腿內側，針對的是肝、腎兩經，長期推按，可使肝、腎兩經氣血旺盛，而且這裡離陰莖最近，若能堅持，則雄起之日不遠矣。

值得一提的是，現代醫學將陽痿分為功能性陽痿和器質性陽痿兩種：器質性陽痿是指身體器官出現了器質性病理改變而引起；功能性陽痿是指身體器官並沒有發生器質性改變，只是由於各種原因引起身體出現病理性神經反射而導致。要做一個簡單判斷的話，就是去醫院檢查，查不出問題的，就叫

雌鴿木耳湯

材料：雌鴿子 1 只，木耳 30 克，鹽少許。

做法：雌鴿滾燙拔毛、洗淨內臟，木耳去掉根蒂、清洗乾淨，兩者一起放入沙鍋，注入適量清水，大火燒開，小火燉煮 2 小時，調入鹽即可食用。

做功能性陽痿，其他器官有問題的就是器質性陽痿。在臨床上，功能性陽痿占90%以上，而器質性陽痿則不足10%。搓腳心及食療對於功能性陽痿非常有效，對器質性陽痿效果較差。所以發生問題要到醫院仔細檢查，找出病因，對症施治。

✦早洩「快」而不樂

心火為君火，肝腎之火與之相對，就叫「相火」。如果腎中相火亢進，必然要向外尋找宣洩的出路，此時男人生殖器稍微受到一點刺激，精液就會急不可待地跑出來而發生早洩。這時可以用「澤瀉粥」來清瀉多餘的相火，再採用「五倍子湯」熏洗，有望改善早洩症狀。

早洩是指性交時間極短，甚至性交前就洩精的一種常見性功能障礙。目前醫學上對這個「時間」也無統一定論，國外則認為在配偶高潮之前射精的就叫做早洩，這個標準耐人尋味，強調的是女性的感受，而不是時間長短。

早洩的治療必須詳細確定病因，然後對症下藥，其原因之一是相火熾盛。什麼是相火呢？按朱丹溪的解釋，**相火是藏在肝腎裡的內火。心為君主，心火叫做君火，肝腎之火與之相對，就叫「相火」，相傳之火的意思**。正常情況下，相火在人體內是受腎陰制約的，如果腎陰不足，相火就會亢進、熊熊燃燒，熱力無處宣洩，必然向外尋找出路，這時候生殖器受到一點刺激，它就會急不可待地跑出來，這時男人就出現早洩。與此同時，還會有情慾亢盛、頭昏目眩、口苦咽乾、失眠、夢遺、滑精等現象。此時不能吃大辛大熱及刺激性食品，而應當吃一些清瀉相火的食物，這裡建議服用的是**「澤瀉粥」**。

澤瀉是一種生長在沼澤邊的草本植物，地下有球形的根莖，中醫用它的根莖入藥。由於長期被低濕的水土侵染，澤瀉具有一定的寒性。加上它直入腎經、膀胱經，故可以清瀉腎中相火。對此特點，歷代醫家多有運用，明代李中梓在《本草通玄》中指出「蓋相火妄動而遺洩者，得澤瀉清之而精自藏」。

澤瀉的藥物應用歷史非常悠久，最早見於秦漢時代的《神農本草經》，還被列為上品，認為有養五臟、益氣力、消水腫等功能，以後歷代醫家多用本品做利水藥，被譽為「利水第一良品」。

由於利水太過，譬如尿液排出過多，容易損傷腎陽之氣，故澤瀉治療相火熾盛時不宜久服。這裡使用澤瀉的目的是清相火，而不是滅掉相火，清的是多餘的邪火之氣。為了中和這股利水太過的藥性，所以要加入適量粳米。粳米性味甘平，大補脾胃，脾屬土，可以克水，避免澤瀉利水太過的弊端。兩者相互為用，藥性平和，符合食療原則。

早洩和遺精、陽痿可以一起出現，也可以單獨出現，它們的致病原因並不完全相同。一般來說，性愛過度、手淫過頻、腎精不足、腎陰虛形成的相火偏亢或者陰虛火旺，都會引起早洩。由於先天不足，或者長期遺精，久病傷腎，造成腎氣不固，也會出現早洩。

因此服用澤瀉粥時需要注意區別引起早洩的病因。例如**陰虛火旺型早洩**，也有夢遺失精的情況，但是有容易勃起、手足心發熱、盜汗（睡眠的時候悄悄出汗）、口乾咽燥的症狀；如果是**腎氣不足型早洩**，則表現為性慾減退、腰膝酸軟、精神疲憊、懶言、臉色發黑、耳朵乾癟、小便色淡量多、夜尿頻頻等。

如果發現自己的情況不太典型，或者表現太複雜而無法確定，可以考慮使用外用治標法作為輔助治療。具體方法如下：用五倍子三十克，以小火煎煮三十分鐘，撈出渣滓，將藥水倒入大一些的容器或盆中，然後再加入適量溫開水，用熱汽燻蒸，或者用小毛巾蘸藥水清洗陰莖、龜頭數分鐘，等到水溫下降到四十℃左右，與人體溫接近時，再將龜頭浸泡到藥液中 5～10 分鐘即可。

持續每晚一次，15～20天為一個療程。經治 1～2 個療程後，就可以達到治療目的。男士會驚喜地發現，龜頭皮膚黏膜變厚，變粗糙，不再那麼敏感了。熏洗的時候，要注意小心水溫過高；治療期間忌房事。

五倍子湯為什麼能夠治療早洩呢？

五倍子的外形像一個鼓鼓的橄欖，有的上面有些小角，叫做角倍。它雖然生在一種叫做鹽膚木的樹上，卻不屬於草本植物，它是一種叫做角倍蚜的昆蟲，寄生在樹上形成的蟲癭。將它摘取下來，炮製成藥，外形不再那麼鼓了。鹽膚木本身就是一個藥材樹種，具有酸、鹹、寒的特點，五倍子長期寄生在上面，吸取了鹽膚木的汁液，所以也就有了味酸、澀，性寒，歸肺、大腸、腎經等特徵。正如《本草綱目》所云「五倍子乃蟲食其津液結成者，故所主治與之同功」。

五倍子具有斂肺、止汗、澀腸、固精等功效，古今醫家大多認為本品具有收斂的顯著功效，稱本品為「專為收斂之劑」，用治早洩最為適宜。在實際運用中，採用藥物煎湯熏洗的方法，能降低生殖器局部興奮性，推遲射精時間，對早洩能發揮較好的效果。

除此之外，採用避孕套進行性交，也是一個不錯的方法。避孕套能夠降低龜頭的敏感度，延長男人性慾達到高潮的時間，降低早洩發生的機率。

早洩治療是夫妻雙方的私秘事，它的背後還有很多心理因素作祟，所以妻子的配合十分重要。女方的誤解或者埋怨，會使男方的緊張、焦慮感上升，加重心理負擔。女方應持體諒、關懷的態度，給予言語及行為安慰，緩解男方的緊張心理，幫助其樹立信心，這樣才能建立起「性」福美滿的家庭。

澤瀉粥

材料：澤瀉 15 克，粳米 50 克。

做法：澤瀉洗淨、曬乾，研成粉末。將粳米投入鍋中，煮到即將開花時調入澤瀉粉，然後改成小火燒煮片刻即可。

睪丸：男人的性福之根、生命之源

睪丸，又稱外腎，「睪丸者，腎之外候」（《類證治裁．卷之首》）。古代又稱睪丸為「勢」，「宦官少時去其勢，故須不生」。可見，它與人的生殖功能有密切關係。由於「丈夫割勢，不能復生子，如腐木不生實」，所以古代受了宮刑的人也被稱為「腐人」。

傳統中醫補腎理論所講的腎，主要是指人的外腎，而很多現代人不明白內腎、外腎的區別，把西醫解剖學上的腎（也就是我們俗稱的「腰子」）當成「外腎」來調補，結果非但達不到填精補髓的效果，還使腎虛症狀更加嚴重。只有弄清兩者的區別，才能有的放矢，為您的健康買份保險！

✦腎應冬天，保持睪丸適度低溫，可降低不育風險

「腎者，主蟄封藏之本，精之處也……為陰中之少陰，通於冬氣。」大意是說人的睪丸為儲存精子的倉庫，和四季中的冬季有很多相應之處。如果人的體內有濕熱，溫度過高，睪丸內精子的生長

和發育就會出現問題，增加不育的風險，所以，男子睪丸要保持低溫。

中醫將不育症稱為無子、無後、無嗣等，不論無精和少精子症、弱精子症都同屬一類，屬於腎臟功能問題。**腎臟可以分為內腎和外腎，其中內腎通調一身之水液，相當於西醫的腎臟，俗稱「腰子」；外腎藏精，主生殖，這就是睪丸**。可見，睪丸與不育有非常直接的關係。

翻開《黃帝內經》，有這樣一段話：「腎者，主蟄封藏之本，精之處也……為陰中之少陰，通於冬氣。」大意是說人的睪丸為儲存精子的倉庫，和四季中的冬季有很多相應之處。冬天有什麼特點呢？一是大地沉眠，生命處於潛藏和蟄伏的狀態，精子在睪丸中就是如此；二是低溫、寒冷，而精子也怕熱不怕冷。據介紹，精子在人體正常溫度下，可以存活十二小時，而冷凍的精子保存在負一九六℃的液氮之中，理論上可以保存幾個世紀。比如現在興起的「精子銀行」，可以將精子保存數十年，就是應用了精子在低溫中生存的原理。可見，精子是人體的「陰中之陰」。當然，這並非說明睪丸溫度越低越好。實際上，在低溫中，精子的活力降到了最低，對人的自然生育來講，已經沒有什麼意義。但如果溫度過高，精子的活力亦會降低，這樣就會導致不育。

哪些原因會導致睪丸溫度過高呢？比如，近年來，桑拿浴、蒸氣房越來越流行，一些人出於應酬，可能會頻繁出入這些高溫場所，使睪丸溫度升高，精子活力降低。桑拿原名芬蘭浴，那裡氣候嚴寒，人們常年不出汗，於是有了桑拿的習俗。而中國四季分明，該出汗的時候就出汗，不出汗的時候也有麻辣等食物助人體發汗，所以偶爾桑拿即可，經常桑拿可能就會導致不育。

如果是二十歲以下的年輕人，最好不要桑拿。因為少年時期睪丸發育尚不完善，長時間的高溫環境將阻礙睪丸的正常發育，失去生產精子的能力，可能會留下終身不育的遺憾。另外，長時間的高溫刺激，還會誘發睪丸細胞突變引發癌症，後果不堪設想。

除了桑拿之外，還有很多影響睪丸的情況。比如穿過緊的牛仔褲、緊身褲，所以大家在購買試穿時，記得把膝蓋往上抬一下，然後上下屈蹲，看看是否寬鬆舒適，不舒適的衣服應當少穿或者不穿。還有一些忙碌的白領，大部分時間都是坐著，久而久之，很容易引起前列腺疾病，也會影響精子的質量。其他如廚師、鍋爐工、電焊工、長途汽車司機、戶外高溫工作者，還有長期處於輻射工作環境的男性，不育的機率也比一般人略高，需要加強防護或者改善工作環境。

環境高溫問題是容易解決的，但是體內濕熱帶來的「高溫」卻常常被人忽略。一般來說，那些長期居住在比較潮濕的地方，喜歡酒類、油膩、高糖食物的人，體內濕熱會比較重。另外，生活壓力過大，例如考生、商人、業務員、服務業也是濕熱體質的常見人群。

濕熱患者有什麼表現呢？比如渾身倦怠、乏力、臉上出油多、頭髮容易髒等，還有不少人早上起來後口臭，食慾不振或者消化不良，小便量少顏色偏深，大便不成形等。

濕熱可發生於各個年齡段，尤其「鍾情」於中年男人。從中醫的觀點來講，男人一八（十六歲）之前是「木的階段」，對應春天，所以我們稱他們為「青春少年」、「早上八九點鐘的太陽」。二八到四八之間（16～32歲）是「火的階段」，火主心，對應夏天，所以這段時間人的特點是「血氣方剛」。而不育的男性，很多處於四八到六八（32～48歲）之間，正是人生中「土的年齡段」。土對應的季節是「長夏」，在夏秋之交，這時候是自然界豐收的季節，也是男人事業有成的時候。由於長夏位於陽消陰長的轉折時期，天地氣機不暢，氣候悶熱而生濕，此時人們常有倦怠、食慾缺乏，甚至腹瀉等濕熱之病。同樣，人到中年，陽氣漸衰，身體開始走下坡路，濕氣容易積聚，使身體發福；而濕熱下注睪丸，就會影響生殖功能。

人到中年易腎虛，這是很多人的共識，但若是濕熱體質，服用溫腎壯陽的食物，熱上加熱，結果不是抱薪救火，就是石沉大海。這時候，應該食用健脾、清熱、利濕的「清補」食物，一方面使體內的濕熱之邪從小便排出，另一方面調理脾胃功能，為其他補腎食物奠定基礎。這裡推薦的是「蒲公英肉粥」。

蒲公英是一種很受歡迎的野菜，同時也是清胃火的一劑良藥。有人曾經問筆者，蒲公英的主要功能是瀉胃火，不知道各個經絡的火是不是都可以用它？這個問題問得好。陽明胃火是人體火氣的重要來源，只要將胃火降下去，其餘各個經絡的火氣就像釜底抽薪一樣燒不起來了，因此說它可以清一身之火，也不為過。

很多清火藥物都有寒氣太重的副作用，而蒲公英卻沒有這個問題。一個人飢餓的時候，胃火很盛，但過去窮人飢餓的時候，常用蒲公英填肚子，卻沒有吃出什麼病來，可見它不傷胃，對人非常安全，作為清補食物可以長期食用。

當然，單用蒲公英一味治療濕熱不育顯然是不夠的，通常還要搭配其他一些清熱利濕的藥物。有一個中醫朋友，很擅長治療生殖器濕熱、發炎引發的各種不育症，他的秘訣就是借鑑古方**「五味消毒飲」**，**將蒲公英、金銀花、野菊花等清熱藥物搭配在補腎藥物中一起使用**，治療效果不錯。金銀花、野菊花都是常用藥物，濕熱較重的朋友也可以酌情使用一些。不過陽虛患者體內火氣不大，不需要清熱，所以不宜服用。如果有面色蒼白、四肢冰涼怕冷，同時有腰膝酸軟、精神不振、完穀不化（大便裡常見食物殘渣）、小便清長、夜尿頻繁量多、下肢浮腫等現象，即屬於腎陽虛證，使用時要注意鑑別。

迄今為止，不育仍然是一個醫學難題，中醫雖然屢建奇功，但也不可濫用，一聽說某人用某方子有效，立刻就抄來吃一吃，這樣只會讓自己的病情變得更複雜。不育的治療是一個循序漸進的科學過程，為了少走彎路，接受正規

蒲公英肉粥

材料：蒲公英（乾品）50克，豬瘦肉50克，粳米100克，白糖10克。

做法：將豬瘦肉剁碎；蒲公英煎成湯，用煎出的藥汁和粳米、豬瘦肉一起煮到熟透，粥成之後，用白糖調服。

的檢查和治療是非常必要的。

✦陰囊皮糙發癢又刺痛，蛇床子湯加蛋黃油有奇效

「腎囊風」就是陰囊上生疙瘩的一種病，中醫認為，本病是由於體內肝經濕熱，又突然受風邪侵襲，兩相搏擊而引起。「蛇床子湯」苦能除濕、溫能散寒、辛能潤腎，「蛋黃油」滋陰潤燥、養血息風，兩者一起外用，是治療陰囊濕疹的良方。

「陰囊總是涼涼的，天熱時會有些潮濕，是不是有什麼問題？」這是很多男士都曾經有過的疑問。其實，這是男性普遍的生理現象，不必過於擔心。在進化過程中，陰囊為了保持適度低溫，形成了空調般的精密功能。當溫度降低時，睪丸會上升貼緊人體取暖，同時褶皺和血管會縮緊；當溫度升高時，睪丸會下降，褶皺會鬆弛，並開始微微出汗，所以適度潮濕不是疾病。

不過，睪丸的調溫功能是有限的，睪丸溫度失控，就會出汗多，陰囊部位就會總是濕濕的，久而久之，就開始發癢，然後發紅，甚至長出疹子，這時就發展成陰囊濕疹了。中醫認為，陰囊濕疹的內因是肝經本有濕熱，例如人太胖、長期吃辛辣食物、褲子勒得太緊並且不透氣等，這時候陰囊皮膚就打開大門散熱，突然一股風邪從外面殺奔而來，皮膚的大門立刻關上，風與濕相搏，就造成

了陰囊濕疹。因為中醫把睪丸稱為外腎，加上本病主要由「肝經風濕」引起，所以就將它命名為腎囊風。過去人們把蕁麻疹起的疙瘩叫做「風疙瘩」，從這個角度來看，所謂「腎囊風」就是陰囊上生疙瘩的一種病。

腎囊風有乾濕兩種。潮濕發癢的，有時候會生瘡脫皮，有時候會傳到腿上變成癬或者瘡，這是風濕毒氣乘虛下行的表現，相當於**急性陰囊濕疹**；還有一類較乾燥，開始癢得很厲害，皮膚表層會變厚，患者喜歡用熱水燙洗解癢，嚴重時，會起疙瘩，又麻又癢，喜歡用手抓，抓破後流出黃稠水，皮膚灼熱疼痛，如火燒一樣，這是肝經濕熱兼血虛生燥導致的，相當於**慢性陰囊濕疹**。

腎囊風在古代醫籍裡有詳細描述，譬如清代《醫宗金鑑》：「腎囊風發屬肝經，證由風濕外襲成，麻癢搔破流脂水，甚起疙瘩火燎疼。」這應當屬於後者。對於這種乾性陰囊濕疹，《醫宗金鑑》推薦的是用「蛇床子湯」熏洗，並且說「兩次即癒」，可見效果之神速。古方的蛇床子湯由多種藥物配伍組成：威靈仙、蛇床子、當歸尾、土大黃、苦參各十五克，砂仁九克，老蔥頭七個。本書則建議單用蛇床子十五克，煎水適量，熏洗陰囊，每次20～40毫升，每天二次。

相傳秦朝時，江南一個小村莊中突然流行一種怪病，患者皮膚長出很多疙瘩，且奇癢難忍，一時間，群醫束手。後來，有位術士說遠在東海的一座小島上，有生長治這種病的藥。但島上遍布毒蛇，草藥又常被毒蛇壓在身下，採之十分艱難。終於，在一個老藥農的指點下，幾名壯丁挺身而出。他們在五月初五當天，帶雄黃酒登上蛇島，一邊向毒蛇身上灑，一邊尋找草藥。歷盡千辛萬苦，結果僅剩一人背回了兩簍草藥。村民用這種草的種子煮水洗擦，僅 3～5 次病就好了。因為此藥多在蛇棲息的地方發現，如同蛇的床一般，故起名「蛇床」，其子即稱「蛇床子」。上述傳說的真偽雖無法考證，但蛇床子外用擅治皮膚疥癬濕瘡，倒是千真萬確，它可以治療小兒癬、惡瘡、皮膚濕疹、過敏性皮炎、頭瘡、婦女陰癢、滴蟲性陰道炎等，多有顯效。清代名醫陳士鐸在其《本草新編》中曾指出蛇床子「功用頗奇，內外俱可施治，而外治尤良。」

蛇床子是一種叫做蛇床的草本植物種子，生長於低山坡、田野、路旁、溝邊、河邊濕地，在這樣潮濕的地方它仍然能夠開花結子，並且燦爛細密如傘形，可見它體內含有很強的抵抗寒濕凝滯的竄動之氣。關於這一點，明代《本草乘雅半偈》中的描述很有趣，認為蟲蛇喜歡與這種植物為伍，並且常吃這種植物的種子，所以它們都有在陰濕中竄動自如的特性。準確來說，蛇床子性溫，味辛、苦，入腎經，明代繆希雍在《神農本草經疏》中對它的藥理作用做了詳細論述：「蛇床子……主婦人陰中腫痛，男子陰痿濕癢……蓋以苦能除濕，溫能散寒，辛能潤腎……故能除婦人男子一切虛寒濕所生病。寒濕既除，則病去，性能益陽，故能已疾，而又有補益也。」

用蛇床子湯熏洗以後，可以再抹上一些蛋黃油。蛋黃油又叫鳳凰油、雞子油，本來不侷限於雞蛋、鴨蛋或者鵝蛋，但因為雞蛋用得較多，所以一般蛋黃油都是指雞蛋黃油。

蛋黃油如何製作呢？用新鮮雞蛋一顆，煮熟以後，剝去蛋白，將蛋黃碾得粉碎，放入乾淨的鐵鍋、銅鍋中（不宜用鋁鍋或平底鍋），用小火乾燒（不放任何油），蛋黃會慢慢變黑燒焦，繼續乾燒，直至燒成炭，最後會煉出一些黑黃黑黃的蛋黃油，將它收集起來冷卻備用。用棉簽蘸蛋黃油塗在陰囊上，保留一小時左右，再用軟布擦拭或溫水洗去，每天4～5次，3～5天就可以收到明顯效果。

煉製非常費時，而且會冒煙，偶爾熬不出油來，原因可能是雞蛋不新鮮、雞蛋煮得不夠老，或熬的時候火太大。如果可能的話，用農家自養的柴雞蛋會更好。一般一顆雞蛋可以熬出一毫升油，只夠用一次。所以熬製的時候，先熬一個試試，掌握訣竅以後，可以多熬一些，把蛋黃油用紗布過濾，放入乾淨容器，儲存在冰箱裡，需要時取出來用。另外，蛋黃油汙漬比較難洗，注意不要沾到衣物上。治療期間，注意不要用熱水、肥皂水燙洗患處，不要食用辛辣刺激性食物及魚蝦等發物，儘量避免搔抓及摩擦等機械性刺激，以免疾病復發。

此方法看起來像個民間老偏方，實際上蛋黃油具有滋陰潤燥、養血息風的功效，作為藥用已有一千四百餘年的歷史，早在北周時期，姚僧垣就用它來治療燒傷，以後歷代醫籍將其用途漸漸擴大，用來治療陰囊濕疹也不少見。由於蛋黃油功效頗多，古人經常熬製一些備用，用來治療日常突發燙傷，也用來治療兒童濕疹。

值得注意的是，現代人的陰囊濕疹和內褲很有關係。由於大多數男士不拘小節，對於內褲設計不良而產生的不適，經常隱忍，比如很多內褲前面都是雙層的，把陰莖和陰囊包得緊緊的，夏天出汗多，更易導致陰囊濕疹，所以內褲是陰囊產生高溫潮濕的主要原因，因此建議選用棉質、透氣性好的寬鬆內褲。

小便：不可小看小便，男人的命門在尿道

中醫在詢問患者時，往往會問到「二便」。其實大小便不單純是腸胃的問題，還與心、肺、腎有關。就小便來說，雖說小便的排泄是膀胱的功能，但是體內水液轉變成小便排出，卻需要肺的通調、脾的傳輸、腎的開合等多臟腑的參與及協調。任何一個過程發生意外，都會導致小便異常。因此，小便也就成為判斷健康狀況的晴雨表了！

✦小便也是一味藥，治療血症之要藥

小便是「水之屍」、「津液之餘」，與人乳、胞衣（胎盤）一起被稱為人體「接命之至寶」。它又稱為「人中白」，可以清熱解毒、祛瘀止血。而童子新鮮的小便更是純陽之藥，為「消瘀血之神品，降相火之要藥」，可用來治療各種出血症。由此可見，小便也是一味良藥。

在平常生活中，小便看似小事，實際上學問很大。小便，即尿液，尿字從尸從水，是一個會意字，「水的屍體」之意，也就是水在人體吸收運轉後的排出物。中醫裡水被稱為「津液」。什麼是津液呢？在經脈通暢的情況下，**水液從裡向外滲出的過程叫做「津」**，譬如出汗、流淚；**水液從外向裡吸收的過程叫做「液」**，譬如脾胃吸收水穀精微而生血的過程，兩者合起來稱為「津液」。為什麼血液黏稠、血脂高、血糖高、口渴、便秘的人那麼多，就是虛火太旺，「津」向外的滲透有些過度，或者「液」向內的吸收不足而導致。可見津液是一個很大的概念，其中尿則被古人稱為「津液之餘」、「津液之濁者」。透過觀察小便，中醫可以瞭解到津液的情況。比如患者小便顏色清亮、尿量又多，可能是陽虛、寒證，同時說明體內無熱，津液沒有受到影響；相反，如果尿液短少灼熱，是熱證，人體內的熱氣將水分蒸發過多，這時津液就會不足。

此外，小便還是一味藥，與人乳、胞衣（胎盤）一起被稱為人體「接命之至寶」。比如，中醫有一味中藥叫做**「人中白」**，就是取便桶內壁的小便結晶，先以清水漂洗一週，再日曬夜露十五日，經水、火炮製而成，這樣不僅沒有臭味，反而可清熱解毒、祛瘀止血，比如不小心被蜈蚣咬傷，疼痛難忍，只要去藥店買些人中白，適量塗於傷口，很快就可以腫痛全消。不單人中白，新鮮的尿液也是一味藥，它性味鹹涼，是去除瘀血的良藥。明代有位太醫院院長薛己，他在邊塞做過軍醫，有一次和軍官聊天，三句話不離本行，問道：「你們操練軍馬的，經常會摔下來傷動骨，有什麼好辦法嗎？」軍官就說：「只要趁熱喝一碗童便（童子尿）就會好。」後來薛己果然用這個方法治療了很多急性外傷患者。由於童便止血消瘀的功能很強，以至於被人稱為**「還魂酒」**。

同現代人一樣，古人也認為小便是汙濁的東西，所以很講究選擇，需用「濁中之清」的童便。一般來說，健康人的尿液「清」，不健康的人尿液「濁」；年輕人的尿液「清」，老人尿液「濁」；而童便（十二歲以下健康男童的小便）入藥是最合適的。因為男童不僅身體好，而且「相火未動」，不懂男女之事，是純陽之體，小便自然清，而那最「清」的嬰兒尿液，氣味也是很小的。

此外，童便還要掐頭去尾，取中間的一段，清澈如水者為佳。膀胱像人體裡的一個容器，尿液排出時，最先排出來的當然是沉在底層的濁物，同時這些尿液會沖洗與外界相連的尿道，所以要掐頭；最後排出的尿液剛剛從腎臟排入膀胱，還沒有經過充分的氣化，且排出的時候力道不足，滴滴答答的容易被汙染，所以不用。此外，現代醫學上取尿樣做細菌培養的時候，也要求使用中段尿。

為了讓童便更「清」，日常不能多吃辛辣、葷腥食物。此外，要趁熱飲用，這樣藥液在人體內運行迅速，藥效更好，冷卻了就只剩下寒涼之性。如果在冬天，尿液冷卻太快，還要隔水燙熱。

童便具有滋陰降火、涼血止血的功能，被歷代醫家譽為「消瘀血之神品，降相火之要藥」、「血症要藥」，如果遇到咯血、吐血、衄血（流鼻血）、牙齦出血、口舌生瘡、頭痛、眼睛發紅等上實下虛、陰虛火旺的疾病，不妨早晚服用一些童便（一次二百毫升左右），會發揮意想不到的效果。

人尿的飲用，不論患者體質如何，不論體內有沒有瘀血，沒有特別禁忌。近代醫家張公讓先生指出：「我勸大家多飲尿，早晚各一次。我在咯血時喝過一個多月，很好。」過去廣州有個習俗，凡小偷被捉，則灌之以尿，作為處罰，對此，張公讓笑道：「這實際上是給小偷吃補藥。」儘管如此，把尿液當成中藥，人們或許還可以理解，但當成補藥，人們還是很難接受的。實際上，在浙江諸暨、東陽等地就流傳著一種獨特的養生方式——**春季吃「清尿蛋」**。所謂「清尿蛋」，即用男童的尿浸泡、燉煮後的蛋。把雞蛋或者鴨蛋放在一鍋童子尿中煮，不用放任何配料和調料，文火煮十分鐘左右，將蛋殼敲出一些裂紋，像煮茶葉蛋一樣。然後慢慢煮半天，看到尿已經差不多燒乾了，蛋白變成淡黃色時，就算大功告成了。

當地人認為，春季肝火容易旺，這時候適合服用一些降火的食物。童子尿清肺降火，而禽蛋又養血息風，所以清尿蛋是一個很好的養生方法，對春季痲疹、腮腺炎、哮喘等有一定預防作用。以至於每年春天，當地不少幼兒園門口就會出現一些提著大桶小桶上門接尿、收尿的人。當地的中老年人幾乎都是從小吃起，對這個傳統情有獨鍾，大街小巷也時常有賣。

用尿來治病，並非中國才有。德國學者赫爾慈在一九三一年就發明了一套系統的「赫爾自尿療法」，現代醫學臨床也偶有運用。在日本有一個記者宮松，人到中年，由於長期患腰痛及偏頭痛，痛苦不堪，多方治療全無效果。後來，聽到一個印度人說，自尿療法可以治療，便開始嘗試。剛開始的時候，又是腹瀉，又長疙瘩，患病的地方還會痛。可是，過了一段時間突然不痛了，所有疾病都好了。為此，他寫了一本《從早上飲一杯尿開始》，極力推崇飲尿療法。尿療法貌似不登大雅之堂，然而用自己的尿治自己的病，還是有一定道理的。

✦ 蔥白敷肚臍，前列腺肥大立刻很「方便」

前列腺肥大屬於中醫「癃閉」之證。「癃」是指排尿困難，小便點滴而出；「閉」則是指小便點滴不出。如果腎陽不足，小便頻多或夜尿，滴瀝不盡，這時就可以用蔥白敷肚臍來溫補腎陽。另外，按摩手部反射區的「命門穴」，也可以促進排尿。

引起排尿問題的原因很多，其中最主要的就是前列腺肥大，已經占將近醫院泌尿外科日常門診量的一半。對於很多男人來講，前列腺這個解剖名詞已經不再陌生。如果看一看生理解剖圖，就會發現前列腺位於膀胱下方，輸尿管正好從中間通過，前列腺肥大，首先會壓迫輸尿管使夜尿增多、排尿費力、尿流變細，尿液的「射程」也明顯縮短。

前列腺肥大如果進一步發展，又會有時斷時續的間歇性排尿現象，有時想尿尿不出，整個排尿時間顯著延長。發展到最後，則出現嚴重的頻尿、尿急、尿流不能成線而呈點滴狀。如果這時在寒冷及飲酒等誘因刺激下，可能會出現尿閉不通，甚至會發生尿毒症。所以對此病不可掉以輕心。

在中醫文獻中是找不到前列腺肥大這個病名的，但根據它的整個發病過程來看，則屬於中醫「癃閉」的範疇。所謂「癃」，是指排尿困難，小便點滴而出；所謂「閉」，是指小便點滴不出。那麼中醫怎樣看前列腺肥大呢？只要稍加留心觀察，就會發現前列腺肥大最常見於老年人，尤其是七八十歲的老年人。中醫學認為，人體的生長發育過程與腎氣的盛衰有著密切的關係。當男性過了六十四歲左右，五臟精氣明顯衰退，腎的氣化功能也隨之減退。人體的水液代謝主要靠腎中精氣的蒸騰氣化，特別是尿液的生成和排泄，更是與腎中精氣的蒸騰氣化直接相關，所以中醫認為「腎主水液」。由於年齡偏高，臟腑虛衰，加之不節房事，或久病體虛，年老體弱，腎氣不足等原因，均會導致排尿困難。

如果檢查發現前列腺肥大，同時小便頻繁，或夜間多尿、滴瀝不盡、排出無力、面色蒼白、神氣怯弱及比較怕冷，這是腎陽虛不能溫煦膀胱而引起的，這樣的人可以採用外敷法來治療，方法如下：

大蔥蔥白五個，明礬九克。將明礬研為細末，再和蔥白一起放入小碗搗成糊狀。然後將糊均勻塗抹在一塊七公分寬的塑料薄膜上，像貼膏藥一樣敷在肚臍上即可，一天二次。

肚臍敷貼是中醫特有的內病外治技術，過去農村缺醫少藥，有經驗的父母經常用自製的膏藥敷貼孩子肚臍，治療腹瀉和發熱等常見病。其實，**肚臍是一個穴位，叫做「神闕穴」。胎兒透過臍帶從母體接受營養，這裡是神氣通行出入的門戶，也是新生命的五臟六腑之本，因此被稱為精氣的匯海。**經此穴敷貼用藥有健脾強腎、回陽救逆、和胃理腸、行氣利水、散結通滯、活血調經、主治百病的作用。而且它作用於體外，不走脾胃肝膽，減少了藥物的副作用，更有利於病灶的藥物吸收。

那麼肚臍敷貼中的蔥白和明礬有什麼作用呢？蔥白是常用的調料，它性味辛、溫，擅長發散，可以溫通人體上下的陽氣，並且散寒止痛。腎陽不足的人，體內難免有凝滯的寒氣，使用蔥白可以將其發散出去。同時蔥白可以溫補陽氣，促進水液的蒸化和尿液的排出。孟詵是唐代著名養生家，他認為蔥白可以「通關節……利大小便」。在實際運用中，也有人不用明礬，單用蔥白炒熱敷在臍腹上，效果也不錯。

明礬是一種古老的礦物，早在《山海經》中就有記載。它性味酸澀、鹹寒，可以「入足太陰脾、足太陽膀胱經」（《長沙藥解》）。它與蔥白合用，一溫一寒，可以更好地調和腎臟陰陽，治療排尿困難。

注意，該方法主要治療腎陽不足之證，其他如**腎陰虛證**，常見症狀有排尿困難，尿色深黃，口乾咽燥，手足心發熱；而**脾腎兩虛證**，常見症狀有小便困難，小腹墜脹，身體疲倦無力，少氣懶言，食慾不振，四肢冰涼、怕冷。使用時要注意區別。

此外，還可以使用一些小方法進行防治，比如小指操。準備二個小可樂或雪碧空瓶，灌滿水，在每個瓶頸上拴一根短繩，繩子另一頭再各打一個可供小指通過的空結。將瓶子放在地上，兩腳分開站立，與肩同寬，然後蹲下來用左右手的小指各勾起一個瓶子的繩結，勾的位置很重要，是「命門穴」，即小指第二指節。站起來後將瓶子從地上慢慢提起來，直到與肩同高，然後再緩緩放回地上。如此上下反覆做多次，一般每次做六分鐘左右為宜，早晚各練習一次比較合適。剛開始練習時動作可以稍慢，熟練後，可適當加快速度。平常遇到小便不暢時，也可以採用按摩手反射區的命門穴和腎穴（位於手掌側小指第一指節處）的方法，促進排尿。

手指是人體的重要反射區，其中小指與膀胱、心臟、子宮、睪丸、腎臟等器官關係密切，特別是與泌尿、生殖系統功能有關。透過小指掛瓶可以刺激命門穴，有利於預防和治療排尿障礙。

命門穴對應的命門到底在哪裡？有的認為是右腎，有的認為是在兩腎之間，雖然都與腎臟大有關係，但筆者一直不太滿意。後來看清代名醫陳念祖的《醫學實在易》，讀到其中一段不由豁然開朗：「但凡被稱之為『門』的，大都是指身體的出口、入口而言（例如《難經》中的七衝門，就是消化道的七個出入口）。何況人體未成形的最初，父母陰陽交會的那個時候，男子施洩精液由此門出，女子受孕也由此門入。等到胎兒成形，又由此門而出生……於是就鄭重其事地叫做『命門』。」命門，生命之門也。生命是從哪個門裡來的呢？所以陳念祖認為「命門者，在男為精關，在女為產戶」，也就是男人的尿道口和女人的陰道。從這個觀點來看，小指命門穴掛瓶或者按摩能夠治療男人小便困難的疑問，也就合情合理、迎刃而解了。

✦ 腎精不足牙鬆動

牙齒鬆動的朋友，常常還伴有牙齦變淺、咀嚼無力或牙根暴露、牙縫出血等，這些都是陰虛火旺的表現。所以要固齒、健齒，可以從滋腎、養陰等方面入手。涼補的鴨頭和清火的皮蛋是不錯的選擇。此外，咬牙、切齒、踮腳也是古人總結的強腎固齒好方法。

現在有一句俗話叫做「老掉牙」，可是，人老了，就一定要掉牙嗎？其實並非完全如此。許多人活到八九十歲，牙齒照樣很好，「老」而不掉牙；而有些人四五十歲時，還不到「老」就掉牙了，原因何在呢？這同樣與腎精虧虛有關。

因為腎主骨生髓，髓乃依靠腎中精氣所充，而「齒為骨之餘」，也就是說，牙齒與骨骼同出一源，所以牙齒也需要依賴腎中精氣來充養。那些先天不足的兒童往往腎精不足，骨髓空虛，骨骼失養，所以發育遲緩，囟門遲閉、骨軟無力，同時還有牙齒生長過晚、過慢的表現。而成年人如果腎精不足，則會出現骨質疏鬆、痿軟、腰膝酸軟，甚至不能行走，以及牙齒鬆動、容易脫落的情況。這些都是腎中精氣不足所造成的後果。

清代醫家沈金鰲在《雜病源流犀燭》一書中寫道：「齒者，腎之標，骨之本也。」把牙齒、腎臟和骨骼三者的關係做了非常準確的概括。所以，中老年人牙齒動搖脫落，也是因為腎精日漸衰竭引起的。對於老年人已經脫落的牙齒，當然不可能像兒童換牙那樣還能重新長出來，但可以透過補腎的方法來進行預防。

可是，為什麼許多人經常採用各種方式補腎，固齒效果卻不明顯呢？原來，**腎的虧虛有陰虛，也有陽虛，而牙齒的鬆動多與腎陰虛有關**。眾所周知，牙齒的整個牙根部位都是被牙齦包裹的，牙齒的鬆動與牙齦紅腫出血、疼痛，乃至萎縮有關，所以牙齒鬆動的朋友，常常還伴有牙齦變淺、咀嚼無力或牙根暴露、牙齒隱隱作痛、牙縫出血等表現，而在中醫看來，這些症狀都是陰虛火旺的表現。所以**要固齒、健齒，則應從滋腎、養陰等方法入手**，既可以在醫生的指導下服用一些滋陰養腎的中藥，也可透過一些滋陰養腎的食物來進補、輔助治療。

下面就為大家推薦一道具有這種作用的食療方——「臘鴨頭煲皮蛋」。

鴨子是常用的食療食物，《紅樓夢》第五十四回就曾經寫道，元宵之夜，賈府裡看戲放炮，一起吃酒，好不熱鬧，四更天之後，賈母突然覺得腹中飢餓，王熙鳳趕緊上前說：「有預備的鴨子肉粥。」賈府富貴逼人，而善於應酬的王熙鳳為何要用普通的鴨子粥給老太君吃呢？**中醫認為，鴨子有一個非常突出的特點，就是「涼補」**。一些老年人或身體弱的人，有「虛不受補」之說，稍微食用一些補物，甚至吃牛肉、雞肉都會上火，而鴨肉不但有清虛火的作用，而且補養功效十分明顯。所以鴨子比較適合腎虛牙不好的中老年人。

很多養生的人都知道鴨子性寒，所以常常烤著吃，這裡沒有採用燒烤的方式，是什麼原因呢？原來，這裡選用的是鴨子頭。鴨子雖然性寒，但頭部為陽、為火，所以鴨子頭的寒性就打了折扣，變得平和。

皮蛋原是鴨蛋，是鴨子的卵，在中醫看來，一顆鴨蛋即是一隻未來的小鴨，是一團混元精氣的載體。鴨蛋性微寒，味鹹，也可入腎，經過石灰、草灰、鹽等醃製以後，滋陰、清火的功效又增加了幾分。汪紱在《醫林纂要探源》中說它：「味辛澀、甘鹹寒」，「瀉肺熱，去大腸火」。所以牙齒鬆動且伴有虛火者是最適宜不過了。

臘鴨頭煲皮蛋不但味道鮮美，且有滋陰降火、固腎健齒的功效，對腎陰虛所致的口唇乾裂、咽乾喉痛、牙齦腫痛，都有很好的治療效果。中醫對於牙齒的保健，有些理論與西醫頗為相似，比如，重在保持口腔衛生；飲食要有規律；而且要少吃偏濕、熱、酸及辛熱厚味之物；養成早晚刷牙、飯後漱口的習慣；堅持每日叩齒1～2次等。這些措施能保持口腔清潔，增進牙周組織的血液循環，有利於牙周組織的修復性再生，並能提高局部抗病能力。

中醫認為大小便時是保健牙齒的一個重要時機。為什麼呢？很多人小便後都會有寒顫的反應，天氣寒冷時尤其明顯。這是因為人體毛孔或毛細血管鬆弛，完全處於沒有防備的狀態，古代醫學家則認為這是大小便時腎氣外洩，「表皮破於邪」的表現。因此，古代養生家在這方面態度明確，認為小便時間雖短卻不能稍有大意。明代醫學家張介賓在《景岳全書》中提到，為防止表皮破於邪，「小解時，必先咬定牙根而後解，則腎氣亦賴於攝，非但固精，亦能堅齒。故餘年逾古稀而齒無一損。」七十多歲仍然能保持牙齒健全，一顆都不少，真是令人怦然心動，可見排便得當既可保養腎氣，又可滋養牙齒，實在值得一試。下面介紹一下具體的做法。

男士小便時，舌抵上顎，咬緊牙關，踮起腳尖，然後以不太快的速度排尿並排淨。女士坐便時，可將兩腳的趾、二趾用力著地，咬緊牙關，其效果也一

臘鴨頭煲皮蛋

材料：新鮮鴨頭1個，帶殼皮蛋3～5顆，鹽少許。

做法：將食材洗淨，加清水適量，一起燉熟後，將皮蛋殼去掉，再燉幾分鐘即可，然後放鹽少許，把鴨頭肉和皮蛋吃完，連湯也喝掉。

樣。這種踮起腳尖小便的方法，能在一個月至半年的時間裡使牙齒牢固，腎功能也能變強。同小便一樣，大便的過程中也應該咬緊牙關，緘默不語。不要小看這個方法，廁所是人們每天必然報到的地方，如果能夠堅持此法，則養腎之功大矣。

由此看來，「老掉牙」是完全可以避免的，愛牙護齒，應從現在做起，這樣老時也能有滿口好牙；而且「亡羊補牢猶未晚」，對於那些已經掉了幾顆牙的人，只要積極地補腎精、養腎氣，剩下的牙同樣可以發揮很好的咀嚼功能。

✦ 寶寶尿床煩惱多

兒童遺尿最主要的原因是腎陽虧虛，水液蒸化降低，尿液儲存增多，膀胱失控所致。此外也和兒童精氣不足，不能很好地充養髓腦有關。此時可試用「肉桂雞肝湯」，對解決寶寶尿床有很好的效果。

很多人小時候都曾經有過這樣的夢境，夢中遇到尿急，拚命地尋找廁所，最後廁所終於找到了，於是急不可待地衝進去，一醒過來，發現自己尿床了。

尿床是每個人童年時都曾經經歷過的尷尬事情，隨著年齡增長，一般在3～6歲這段時間裡會自然消失。然而，有個別的兒童年齡已經超過三歲，晚上卻還經常尿床，或者過了六歲，仍然會尿床，就被認為不正常，而家長這時候難免就要擔心了。

尿床，中醫稱之為「遺尿」，它的直接原因是「膀胱失於約束」。**膀胱是人體的州都之官，負責貯藏水液和排尿**，如果把膀胱比喻成一個水庫，遺尿就是水庫閘門關得不牢，導致水庫中的水液氾濫而自動外洩。

實際上，尿床更深一層的原因則在於腎，由於腎與膀胱相表裡，兩者一內一外，相互影響，共同管理水液的代謝。其中腎陽是全身熱源的基地，所以它可以像蒸發器一樣地工作。**透過腎的工作，把人體下行的水液分為兩部分，一部分仍然含有營養物質，腎陽就把它蒸化成氣上升到肺，再輸布到全身；另一部分主要含的是代謝廢物，就注入膀胱**。膀胱有儲存尿液的作用，當尿液積蓄到一定量的時候，就要向體外排泄。但是控制膀胱排尿的還是腎臟。在這一方面，腎發揮了閥門的作用，閥門打開，膀胱中的尿液排出；閥門關閉，膀胱就儲存尿液。腎的這種作用，用中醫術語來說，就是「腎司開闔」，「司」是主管的意思，「闔」與合字相通，是關閉的意思，這也是腎氣的一種功能表現。我們把腎看做水液的調節者，就是因為它有蒸化水液和主管開合的功能。腎氣充盈，這兩種功能正常發揮，就能保證體內水液平衡。腎氣不足，蒸化水液的能力降低，水液便會流溢到腹腔和皮下，引起浮腫、腹水等。同時，腎的開合功能異常，就會出現小便瀦留或者小便失禁、夜間遺尿的情況。因此中醫有「腎主水」、「腎為水臟」的說法。因此，臨床上遇到同水有關的病症，往往會用補腎的方法治療。

所以遺尿的原因雖然很多，最主要還是腎陽虧虛，水液蒸化降低，尿液儲存增多，膀胱失控所致。這些患兒的主要表現是晚上睡覺的時候遺尿，嚴重的時候一晚2～3次，顏色很淡，量又多。通常他們睡得比較沉，不容易喚醒，醒來以後才發現尿床，同時還伴有精神較差、面白無華、手腳比較涼、腰膝酸軟的症狀。

對於這類尿床的患兒，家長可以採用溫補腎陽的方式來進行食療。溫補腎陽的食物必須把握兩個特點：一是溫熱，用來補充人體的陽氣；二是入腎，這樣陽氣才能進入腎。比如蝦類，性味甘溫，入肝、腎經，是尿床小兒的食療佳品。其他如羊肉、栗子、核桃、覆盆子也可以適當食用。同時還要注意保護患兒原有的腎陽之氣，不要吃生冷、寒涼的食物，如生冷的瓜果、芹菜、荸薺、冰鎮食物等。

食療方面，這裡重點推薦的是「肉桂雞肝湯」。

這道食療方是從李時珍《本草綱目》中治療遺尿的偏方演繹而來的。肉桂是人們常用的食物調料，產於廣西、雲南等熱帶和亞熱帶地區，那裡日長夜短，陽氣充足，非常適合肉桂的生長，所以中醫認為它藥性大熱。

肉桂不僅性熱，更可貴的是它歸腎經，是溫補腎陽的佳品，所以歷代醫家都有使用肉桂入藥補腎的經典方，譬如張仲景的金匱腎氣丸、張介賓的右歸丸，其他還有十全大補湯、人參養營湯等。

雞肝性溫，味鹹，也可以溫補腎陽。中醫認為，凡是有羽毛的禽類，「其性屬火」，而雞則是其代表。這個食療方取的正是雞的陽火之氣，其中雄雞對陽氣最敏感，所以《名醫別錄》、《重廣英公本草》云：「雞肝，以烏雄者良」，也就是以黑公雞的雞肝效果最好。

總合來說，這個方子中，雞肝可以滋補肝腎，而肉桂既是主藥，又是調料，一方面促進腎陽的水液蒸化，另一方面還可以去除雞肝的腥味，並溫暖脾胃。不過由於此膳食熱性較大，陰虛火旺、口乾舌燥者不宜食用。

除了食療之外，耳穴也是一個很好的輔助治療方法。由於小兒遺尿的原因主要在腎與膀胱，故可以先針對耳穴上的腎、膀胱對症按壓刺激，來達到溫補腎陽、促進膀胱氣化的目的。方法即用耳壓棒或火柴頭輕輕按壓膀胱和腎的穴位點（見圖二），每天六次，入睡前按二次，每次一分鐘多，連續5～7天為一個療程。

由於遺尿的患兒大多都有睡得比較沉、難以叫醒的現象，即使叫醒也神志不清，這就是兒童精氣不足，不能很好地充養髓腦的表現。所以還要加上圖二中支點、腦點、皮質下三個穴位。這三個穴位都具有益心氣、寧心神、醒腦開竅的作用，刺激它們可作用於人體腦部，提高大腦對腎臟的控

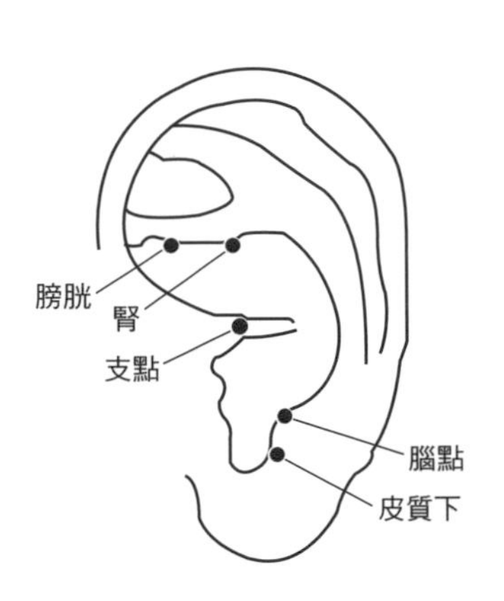

圖二　耳穴治療遺尿

制力，來達到縮尿止遺的目的。這樣患兒就可以在想排尿的時候自動醒來，或者叫醒以後神志不再昏蒙，排尿自然也就恢復正常了。

遺尿的原因是多方面的，一般來說，晚上小便頻繁，尿量多，顏色清淺，四肢冰涼畏寒、精神委靡不振的人，屬於**腎虛型遺尿**；其他如尿量不多卻次數頻繁，同時自覺渾身無力、容易出汗的人，屬於**脾肺氣虛型遺尿**；或者尿量少而顏色偏深、尿的氣味很重，同時伴有口乾舌燥的人，則屬於**肝經鬱熱型遺尿**。因此患者需要進行觀察和鑑別，才能有的放矢地對症治療。

除了採取常規治療外，家長還要幫助患兒建立良好的生活習慣，比如告訴他們要定時排尿，不要憋尿，睡前不要喝太多水，白天不要讓他們過度疲勞。同時，家長還應採取「夜間喚起療法」，每天晚上定時叫醒患兒排尿一次。

另外，**患兒遺尿還有一些明顯的心理誘因**，醫學家和兒童心理學家透過研究認為，遺尿的心理原因主要有：父母不和、婆媳不和、對患兒管教過嚴、常責罵患兒、被迫去學習不喜歡的科目、家人期望過高、壓抑患兒活潑的本性、父母過於嘮叨、功課差有自卑感、轉學換老師、不習慣新環境、以尿褲子來吸引親人的關注等。以上這些都可能是造成遺尿的原因，家長應一一排查，並儘量消除病因，然後鼓勵患兒對治癒遺尿樹立信心，不要亂加指責，這樣患兒才能治癒本病。

肉桂雞肝湯

材料：肉桂 3 克，公雞的新鮮雞肝 1 個，生薑、蔥、米酒、鹽、味精各少許。

做法：將乾淨肉桂碾成細粉末；公雞的新鮮雞肝切成薄片，放入燉盅內；隨後加入生薑、蔥、米酒及調料少許，注入適量清水備用。然後另用一個大鍋，把燉盅放進去，接著往大鍋裡注適量的水，注意不要沒過燉盅，然後把大鍋放到灶上，隔水將肉桂和雞肝燉熟。最後調入鹽和味精，飲湯吃雞肝，睡前給患兒一次吃完。

腎藏精：腎精不足，疾病纏身

腎最主要的功能就是「藏精」。精，是精微、精華之意。人的精華物質都被它「閉藏」起來。所謂「閉藏」，就是使精氣在體內充分發揮作用，而不無故流失、耗散。腎所藏之精又可轉化為氣，稱為「腎氣」。腎中精氣的盛衰決定著人體的生長、發育和生殖。隨著年齡的增長及病理原因，腎精會受到一定程度的消耗。腎精虧虛會導致各種各樣的疾病，在兒童表現為發育遲緩、智力低下；在成年人則表現為耳鳴眼花、腰膝酸軟、記憶力下降、性功能減退。所以，古代及現代養生家都特別強調「養腎」的重要性。

✦腎精不足多白髮

「腎之華在髮」：嬰兒腎精稚嫩，頭髮偏黃、細軟；青年人腎精充足，頭髮烏黑油亮；老年人腎精虧虛，頭髮白多黑少。另外，「髮為血之餘」：年輕男性血氣方剛，血熱會使頭髮早白；其他如憂愁、熬夜等傷陰耗血的行為，也會使人白髮增多。

「君不見，高堂明鏡悲白髮，朝如青絲暮成雪。」——李白

「把酒問姮娥，被白髮欺人奈何？」——辛棄疾

同詩人們一樣，很多人一旦發現自己有了白髮，由此引發的心靈震撼也是空前的。雖然面對「白髮燎原」，人們可以借助染髮技術來掩飾一下青春流逝的恐慌，但這「人工黑髮」畢竟跟自然生長的青蔥黑髮不可同日而語。

黑髮變白本是一個正常的自然衰老現象，對健康也無大礙，如果不是出於愛美或者對衰老的恐懼，可以不用管它。如今的人們，因為各種各樣的原因，年紀輕輕白髮過早地爬上頭頂。什麼年齡段出現白髮才算正常呢？一般情況，人到四十歲以後才開始有少量白髮出現，然後隨著年齡增加而增加。白髮過早、過多地出現，是腎精不足的信號。**中醫認為，頭髮的生長全賴於精和血**，腎藏精，故有「腎之華在髮」之說。頭髮的生長與脫落、潤澤與枯槁，不僅依賴於腎中精氣之充養，而且亦有賴於血液的濡養，故有「髮為血之餘」之說。

剛出生的嬰兒，由於腎精還很稚嫩，並不充足，所以頭髮要麼偏黃、要麼細軟、要麼光；但是隨著年齡的增長、腎精的充盈，頭髮開始變得很黑。隨著年齡的增長，腎中之精又開始出現虧虛。

由於頭髮處於人體的最高處，當體內的營養物質缺乏時，頭髮最易受到影響，於是，頭髮開始變白，甚至全白。中醫稱這種情況為「不能上承於頭」，也就是說這些精華物質不能上行以供養於頭部所致。俗話說：「人老先從頭上老，白的多，黑的少。」所以，從頭髮的變化，大致能看出腎中精氣的盛衰及其衰老的演變過程。

腎精不足引起的白髮，一般是隨年齡增長而出現，主要是從兩鬢開始。出現這種情況該怎麼辦呢？從中醫理論來講，髮由腎氣所控制，五行中腎屬水，而顏色也有五行之分，黑色屬水，按食物五行補五臟的說法，黑芝麻、黑豆、何首烏等黑色食物都是補腎益髮的良藥，因此可多吃一些這樣的黑色藥食，據說慈禧晚年之所以還能保持一頭烏黑濃密的頭髮，就與她常吃黑芝麻等食物有關。

下面，再為大家推薦一道藥茶——**「首烏茶」**。這個方子出自《本草綱目》，是李時珍引用《鄭巖山中丞方》而來。首烏茶怎麼做呢？很簡單，去藥店買一百克何首烏，它們一般都是經過炮製的製何首烏，看起來是很黑很厚的粗塊，需要把它碾成粗末，然後一次舀六克，大約一小勺，用開水沖泡，加蓋3～5分鐘，日常代茶飲用，一劑可以喝一天，喝到首烏茶水顏色變淺、味道較淡就可以倒掉了。

說起何首烏，它可是和人參、靈芝、冬蟲夏草並稱的「四大仙草」，是烏髮中的明星中藥。唐李翱所著《何首烏傳》就說它能「壯氣駐顏，黑髮延年」。單從名字來看，「首烏」大致就是「頭發黑」的意思，再加個「何」字，就變成「頭髮怎麼黑了？」由此可見，最初命名的人也對黑髮的緣由百思不得其解。實際上，何首烏之所以能夠烏髮取決於三點：

①它是植物的塊莖。說到植物的塊莖、根莖，如馬鈴薯、山藥、地瓜、蘿蔔之類的食物，吃下去以後很容易在腸道內產生氣體，尤其是吃得稍微多些。這是何故？根據中醫「同氣相求」的理論，這些根莖類食物到了人體內，也喜歡往下走，而肝腎就位於人體下部，被稱為下焦。所以何首烏可以直接進入肝臟、腎臟。肝腎這個「根和莖」滋補好了，人體的「花朵」——頭髮自然也就慢慢烏黑亮澤了。

②植物的根莖大多具有營養豐富的特點。秋天到了，很多枝葉、花朵都沒有了，這時候植物就把吸收到的營養都儲存到根部，所以根莖類蔬菜的營養是非常豐富的。繼續吸收營養是「補」，不再往枝葉輸出耗散，這就是「藏」，這個過程在中醫看來，也就是補腎填精。

③從性味上來講，何首烏在味覺上是有些苦澀的，《黃帝內經》講「酸苦涌泄為陰」，所以苦澀之味往往具有收斂、向下、收藏的陰性特徵，加上它主入肝、腎二經，這與下焦封藏的特性完全相符，所以也能補足腎精、滋養頭髮。

因此，歷代醫家對何首烏的評價很高，例如《本草綱目》指出：「此物氣溫味苦澀，苦補腎，溫補肝，能收斂精氣，所以能養血益肝，固精益腎，健筋骨，烏髭髮，為滋補良藥。」

生活中有些人年紀很輕，卻出現了少白頭、脫髮、頭屑多等現象，這是什麼原因呢？不一定是腎精不足，很可能是「血熱」。關於血熱，金元四大家之一的張從正在《儒門事親》裡有一段記載，大意說世人只知道「髮為血之餘」，毛髮出了問題是精血虧虛導致，豈不知氣血過熱，反而對頭髮不利。頭髮就像頭頂的草木，火多水少，草木反而長得不好。

如果張從正的話不易理解，生活中我們也可以觀察一下，女人的頭髮比男人好，白的也比男人晚，為什麼呢？因為女人性格安靜，氣血溫和，男人脾氣暴躁、氣血偏熱。如果您有少白頭，或者稀疏的白髮，而且伴有煩躁易怒、頭部烘熱等現象，那就有可能是**血熱引起的白髮**。說到這裡，突然想起古代人相親，衡量女人的美，其中之一就是看頭髮，頭發生得烏黑濃密，說明她氣血溫和、性格好，而且腎精足、好生育。

對於血熱帶來的白髮煩惱，可以使用**「桑麻丸」**。其主要組成為桑葉二份，黑芝麻一份，白糖適量。桑葉擇去梗，研成細末，黑芝麻打成粉，加白糖拌勻。每日早晚二十克，約二勺，白開水送服。此方源於「扶桑至寶丹」，明代《攝生秘剖》記載，桑葉、黑芝麻煉蜜為丸，能治「顏衰髮白」。其中桑葉按《本草綱目》的說法可「治勞熱咳嗽，明目長髮」。其實它的特點在於耐寒，據說在負四十℃仍然能夠生長，中醫認為它味苦、甘，性寒，入肝、肺二經，在醫學上一般作為清熱涼血藥使用。黑芝麻味甘，性平，入肝、腎二經，《本草綱目》稱服食「一年，身面光澤不飢；二年，白髮返黑……」在這裡主要是填補腎精。如果說桑葉是用寒氣來降溫的話，黑芝麻就是在根部澆水。溫降了、水足了，血熱之火自然也小了。所以本方對腎精不足和血熱偏盛所致的白髮都有一定的效果。

此外，**還有一類白髮屬於情志煩勞所致**，唐代《千金翼方》所說頭髮「憂愁早白」就是這個道理。主要發生在那些性格抑鬱的人身上，加上操勞過度，事事親力親為，會在較短的時間裡出現白髮，一般從兩鬢開始。同時可能伴有兩脇脹痛、食慾不振、心煩失眠等情況。

✦ 腎精不足致耳鳴

中醫認為，腎開竅於耳。如果腎功能強健，則聽覺靈敏；反之，腎功能衰退，則聽力減退，甚至出現耳鳴、耳聾。黑木耳的形狀很像耳朵，以形補形；豬肉味鹹，補腎氣虛竭。因此，「黑木耳瘦肉湯」是補腎去耳鳴的食療方。此外，「鳴天鼓」也是健耳的傳統健身方法。

說到耳鳴，相信很多人都經歷過，這個看似普通的症狀，發作起來卻可能讓人失眠、抓狂，有人形容，耳鳴就是把蟬養在耳朵裡，明明外界沒有聲響，耳朵卻聽到種種嘈雜的聲音。嚴重時，不僅會干擾生活質量，可能還會因此而患上憂鬱症，如畫家梵谷抽刀瘋狂割耳，就被醫界懷疑可能是受不了耳鳴的折磨。

那麼，引起耳鳴的原因究竟是什麼呢？

很多原因都會導致耳鳴、耳聾的發生，其中最常見的就是腎精虧損。在中醫看來，雙耳是腎開竅的位置，因此，耳朵是腎功能的一個風向標。如果腎功能強健，則聽覺靈敏；反之，腎功能衰退，則聽力減退，甚至出現耳鳴、耳聾。因此，我們常常能將聽覺的變化作為推斷腎氣盛衰的標誌。所以耳鳴患者通常以老年人居多，因為人到老年之後，腎中精氣逐漸衰退。

實際上，不僅僅是老年人，很多年輕人耳鳴，也與腎精不足有關。年輕人之所以出現腎精不足，主要與不良的生活習慣有關。比如長時間講電話、戴著耳塞入睡、長時間處於噪音環境中、通宵打麻將和上網，以及吸菸、喝酒等。

古代人形容一個人生活放蕩、不懂節制和養生，往往會說他「縱情聲色」，或者沉迷「聲色犬馬」、「夜夜笙歌」等，在這些生活方式中，「聲」被排在第一位，比「色」更需要注意。因為用耳過多會很快影響到腎。同樣，腎精不足，耳朵得不到滋養，也容易出現問題。所以，年輕人出現耳鳴，應「見好就收」，切不可掉以輕心，而是需要考慮是否腎精虧虛，是不是和老年人一樣需要補腎填精。

老年人腎氣虛弱，發生耳鳴時可以首先考慮腎精不足。而年輕人如果伴有腰膝酸軟、頭暈目眩、遺精等情況，尤其是發現耳鳴與性愛或者手淫有關的話，通常是腎精不足引起的。此外，還可以參考舌頭的情況，比如舌紅，舌苔比較少等。

補腎填精治耳鳴的方法比較多，食療是最常見的一種，下面就為大家推薦**「黑木耳瘦肉湯」**。

黑木耳營養豐富，被譽為「素中之葷」，因此是常用的食材。如果研究一下它的習性，會發現它有很多特點：

①同其他菌類一樣，黑木耳生長在潮濕的地方，偏陰性，藥性喜往下走，入胃、大腸經，所以可以用它治療便秘。但和其他菌類略有不同的是，它又喜歡陽光，所以具有陰中帶陽的特點，性味又變得平和，使它成為餐桌上的常客。

②黑木耳是黑色，一方面幫助它吸收了很多太陽和地上的熱能，中和它的陰性；另一方面則決定了它和腎有著千絲萬縷的聯繫。眾所周知，黑色是入腎的。

③黑木耳的形狀很像耳朵，按照中醫「以形補形」的原則，所以黑木耳與人的腎、耳朵有著神奇的對應關係。古人說黑木耳可以「健腦、益氣、強志」，這裡的「腦」、「氣」、「志」和腎都是息息相關的。國外有醫生意外發現黑木耳可以降血脂，並倡導老年人吃黑木耳防治高血脂，中醫怎麼看呢？血液裡本來就有血脂，因為人老了，腎虛了，氣也虛了，血液變得黏稠，血脂自然就高。

吃了黑木耳以後，腎虛得到改善，腎氣充足，血脂被稀釋，濃度就降低了。

那麼，豬肉與補腎填精又有什麼關係呢？

一**般畜類的特點是喜歡活動、奔跑，氣血自然旺盛，所以其肉常常是熱性、溫性的。而豬卻是畜類中不可多見的涼性之品**，因為豬不但懶得動，而且喜歡比較潮濕的生存環境，所以其肉質為陰涼之性，可以用來滋陰、潤燥。

除此之外，中醫認為，豬肉味鹹，而鹹味對應的五臟是腎，如果醫書說某個藥物味鹹，就知道它可以入腎。因此孫思邈在《備急千金要方·食治》裡也指出：「豬肉味苦微寒，宜腎，有小毒，補腎氣虛竭。」那有人就說了，我怎麼沒吃出豬肉的鹹味呢？實際上，中藥性味歸經裡的味鹹，和人們口感的鹹味是不同的。中藥的性味，雖然也會根據味覺來辨別，但有很多藥味是依據中藥功能和藥效確定的，豬肉就是這樣。

除了食療之外，古人還有一些其他固腎聰耳的方法，其中屢見神效的當屬「鳴天鼓」。練習這種功法的時候，耳朵裡會產生一種自我感覺到的聲音，加上頭部是人體「小宇宙」的上部，如同「天」，所以美其名曰「鳴天鼓」。操作方法如下：

1 預備

練習者選擇一個較為安靜的地方，面朝南方站立或者盤坐，全身放鬆，心平氣和，雙目微閉，慢慢進入「鳴天鼓」的預備狀態。

2 鳴天鼓

隨後雙掌摀住雙耳耳廓，指尖斜向腦後枕部，並用雙手食指彈擊頭的枕部（玉枕穴處）18～36次。這時兩耳之中會產生如「鳴天鼓」般的隆隆聲，自己意想：耳鳴好了，腎也強了，精也足了。

玉枕穴——從後髮際，頭髮的起始處向上觸摸，會摸到一個突起的骨頭（枕外隆凸），在這個骨頭的外下方有一個凹陷的地方，這裡就是玉枕。

鳴天鼓彈擊的玉枕穴，顧名思義，就在人體後腦與枕頭接觸的部位。

玉枕穴屬於膀胱經，是上下交通的樞紐，這裡不僅離耳朵很近，而且腎氣從人體下部往上行，到達這裡就是一個坎，如果腎氣不足，就像遇到天花板一樣，此時如果震動它或者按摩它就可以打破天花板，促進腎氣和大腦之間的上下溝通，從而達到升清降濁、滋養耳竅的目的。

耳朵的形狀像一個倒立的胎兒，對人體有十分奇特的作用，近年來更是得到了充分的開發和利用，它不僅是全身的信息反應區，同時還分布有許多耳穴，所以做好耳朵保健，全身的對應部位都會得到調補。

此方法男女老幼均可練習，工作閒暇之餘，兩手抱頭，彈一彈玉枕，鳴一鳴天鼓，不僅可以防治耳鳴，同時還可以保養腎精、改善體質，何樂而不為呢？

除此之外，生活習慣也要適當調整，平時要減少耳朵的消耗。《陋室銘》中提出：「無絲竹之亂耳，無案牘之勞形」，今天人們只知道工作累人，卻不知道音樂就是傳說中的「六指琴魔」，聽多了也會傷人。所以打電話的時間不要太長，聽音樂的音量儘可能調低些，收聽的時間也不要太長，一般不宜超過一小時，必要時可適當休息再收聽。

當然，正如本書前面所講，耳鳴的原因比較複雜，比如惱怒、生悶氣時，肝火大動，不僅會導致頭腦發熱，同時也會干擾耳朵功能而引起耳鳴。而如果是大病、慢性腹瀉等之後出現的耳鳴，則主要與脾胃虛弱有關。對於不同類型的耳鳴，需要採用不同的治療方式，我們這裡提供的方法，只適用於腎精虧虛所導致的耳鳴，千萬不要把它當「萬能鑰匙」來用。實際上，中醫講辨證論治，一人一方，相當於我們日常生活中所說的「一個蘿蔔一個坑」，那些包治百病，能夠填萬能坑的「蘿蔔」，坑害的不過是不明真相的群眾而已。

黑木耳瘦肉湯

材料：黑木耳 30 克，瘦豬肉 100 克、生薑 3 片，鹽少許。

做法：瘦豬肉切丁，黑木耳去蒂，洗淨泥沙，加生薑 3 片、水適量，小火燉煮 30 分鐘，然後加鹽調味食用。

✦腎精不足成健忘

髓海位於人體最上端，就像高樓上的一個儲水箱，如果腎藏的「地下水」不足，「儲水箱」的水平面自然會下降，導致「髓海空虛」，人就會出現記憶力下降、健忘等問題，而核桃可以健腦。此外，遠志做成的香囊，對日常醒腦、提高記憶力也有一定功效。

在明朝陸灼的《艾子後語》中有記載這樣一個故事：一個人得了很嚴重的健忘症，他的妻子叫他去找醫生看看，他就騎著馬，拿著弓箭出門去了。路上他覺得內急要大便，就把馬繫在樹上，箭插在地上。大完便以後，他看到地上插著一枝箭，嚇了一跳說：「哪裡射來的箭，差點射死我！」又看到樹邊的馬，大喜地說：「雖然受了驚，可是撿到一匹馬！」拉起韁繩，卻一腳踩到自己的糞便，便跺起腳大叫：「真倒霉，踩了一堆狗屎！」然後他騎馬回到家，問是不是醫生家，結果被他妻子罵了一頓。他居然很驚訝：「這位娘子，我不認識你，妳為什麼罵我？」

這個故事中涉及的健忘問題，在實際生活中是很常見的，我們時常會聽到身邊的老年人說：「老了，不中用了，記性越來越差，剛做完的事立馬就忘得一乾二淨！」健忘會給生活帶來很多麻煩，而且部分健忘症患者會發展成老年痴呆症。有數據顯示，在健忘者中，有15%的人屬於老年痴呆症的早期階段，如果不及早加以干預，他們就可能會以每年15%的速度逐漸發展成老年痴呆。

那麼，導致老年人健忘的原因究竟是什麼呢？在中醫看來，老年人健忘大多和腎精不足有關。可能很多朋友會說，儲存記憶是大腦的功能，怎麼會和腎精有關呢？

中醫認為健忘的原因是「腎虛不能生髓」。大腦和脊髓結構功能自成一體，差別主要在於體積容量的不同，總合看來，脊髓像支流，而大腦像大海，所以叫做髓海。由於髓海——大腦——位於人體最上端，就像高樓上的一個「儲水箱」，如果腎藏的「地下水」不足，「儲水箱」的水平面自然第一個下降，導致「髓海空虛」，這時人就表現出記憶力下降、注意力不集中、健忘等症狀。

老年人之所以出現健忘等症狀，一方面脾胃變弱，吸收食物中精氣的能力開始下降，另一面父母給的先天精氣也不知不覺消耗了很多，所以腎精不足是老年人健忘的常見病因。而很多中青年出現健忘，則與壓力大、生活不規律導致的腎精虧虛有關。總合來說，那些天生身體素質比較差的人、久病之後身體虛弱的人、性愛超過自身承受限度的人、用腦過度的人，以及年老體衰的人，健忘多屬腎虛。

在這裡為大家推薦一個防治健忘的食療驗方——**「桃仁芝麻百合粥」**。

在這個食療方中，核桃仁是補腎的食療佳品，無論配藥、生吃、水煮、燒菜，都有良好的功效。除了補腎之外，它的表面凹凸，形似大腦溝回，可以用來健腦，治療健忘。這種典型的「以形補形」理念，在中醫實踐中，更是得到了廣泛的運用。例如藤草類的藥物，曲折蜿蜒像經絡，所以都有通經活絡的作用。豆類像腎，所以能用來補腎。桂圓像眼睛，可以入肝，並美其名曰「龍眼」，由此可見「以形補形」是中國人千百年來總結出來、屢試不爽的食療方法。

除了健忘，核桃還可以治療很多腎虛引起的疾病。最早記載核桃粥的是唐代《海上方》，書中稱「核桃粥治陽虛腰痛」。清代王士雄的《隨息居飲食譜》則稱核桃粥可以治療腎結石：「石淋痛楚，核桃肉一斤，同細米煮漿粥，日日食之。」石淋就是結石病，後來現代醫學界對此方法做了研究，每次用5～10個核桃肉，搗碎，配粳米一百克，同煮為粥，在用藥的同時，用此粥給結石患者做早、晚餐或點心食用，結果發現可以大大增強排石、溶石的效果，可知古人所言非虛。

此外，核桃還可以治療腎虛引起的喘咳。南宋文學家洪邁，自幼患有痰多疾病，皇帝聽說以後，派人給他送來一個食療偏方：臨睡時嚼服核桃肉三顆、生薑三片，然後喝幾口開水，再吃三顆核桃、三片薑，躺下來好好睡覺，第二天果然痰消嗽止。很多年後，明代李時珍偶然看到這個偏方，連連稱妙。後來他遇到一個患有痰喘病的幼兒，已經五天五夜沒吃一點奶水，醫生們都以為沒治了，李時珍用了一寸人參、一顆核桃，煎成湯，才灌了一小勺，患兒很快不再喘了。第二天，傭人不小心把核桃仁上面的皮剝去了，結果孩子喘病再次發作。於是又連核桃皮一起煎湯喝，終於痊癒。對此，李時珍提醒世人：洪邁不是醫學家，這個方子也沒有被其他人寫進醫學書籍，所以講得不清楚，實際上此方子裡，人參主要用來定喘，核桃要連皮入藥才能收斂肺氣。

百合在這裡也值得一提，它性微寒，可入心經，具有清心除煩、寧心安神的作用。那麼，填精補髓治療健忘為何又要清心呢？因為大腦雖然是髓海，然而頭部畢竟位於人體上部，為陽，同時又受心支配，屬火。如果人體下部腎虛水不足，上面火氣就會相對亢奮，使人頭腦發熱、功能紊亂、失眠，所以經常睡眠不好的人，記憶力會很快下降，性格也變得煩躁不安。這樣治療健忘的時候，一方面要補腎，另一方面則要去心火，心火小了，腎水的消耗就減少，故能取得更好的效果。

在治療健忘的中藥中，最有名的當屬「遠志」了。腎主志，單從名字上來看，就不難看出它與腎臟的關係。遠志是一種矮小的草本植物，中醫特意選用它的乾燥根莖來入藥，加上它味苦、澀，可以向下通腎氣；同時，它藥性溫、辛，還可以向上開心氣，一上一下，有升有降，所以具有溝通心腎、安神益智的功能。《名醫別錄》也稱它「定心氣，益精」；《神農本草經》說它「益智慧，耳目聰明，不忘，強志倍力」。

孫思邈喜歡用遠志來治療健忘，他研發了兩款經典藥方，一個叫做「開心散」，由「遠志、人參各四分，茯苓二兩，石菖蒲一兩」組成，主治「好忘」；另一款叫做「不忘散」，由「菖蒲二分，茯苓五分，茯神五分，人參五分，遠志七分」組成。

看完這兩個藥方，是不是有點迷惑？是的，筆者並沒有要讓大家去吃這個方子的意思，主要是想建議大家用遠志來保健。將中藥遠志二十克，縫入香囊，日常佩戴即可。如果能夠磨成粉，藥性更容易發散，效果會更好，一般佩戴到氣味變淡為止。過去端午節老人們會給孩子們佩戴蒼朮根香包，用來防病，現在已經看不到了。其實香佩法並非民間土法，在長沙馬王堆漢墓出土的文物中就有祛病的香袋。古代士子們面對四書五經終日搖頭晃腦，他們的香囊裡草藥頗多，以便提神醒腦，早日高中。偶有才子佳人，一遇成知音，即解香囊相贈，取其「不忘」之意，真的是清雅非常。

香佩法簡便易行，製成以後，可以繫在頸部或者掛在車子裡，女士們還可以拴在提包上，甚至還可以學習古人垂在腰帶上，既有裝飾作用，又有一定的保健作用。現在孩子們功課很多，家長們不妨也給他們掛一個強腎益智的遠志香包。

值得注意的是，並非所有健忘都能靠中醫來解決問題。中醫治療的主要是大腦記憶功能紊亂的功能性健忘，此外有些器質性健忘，即記憶神經出了問題，包括腦腫瘤、腦外傷、腦炎等。對此，患者必要時可以到醫院做一些檢查，很快便能知道自己是屬於哪一類了。

桃仁芝麻百合粥

材料：核桃仁 25 克，乾百合 10 克，黑芝麻 20 克，粳米 100 克

做法：將粳米淘洗乾淨後，放入沙鍋，加入核桃仁、乾百合、黑芝麻、水適量，用小火煮熟食用即可。

✦ 腎精不足腰酸痛

腰為腎之府，腎出了問題，腰就容易疼痛。腎陽虛就是腰痛常見的一種原因，而溫熱的杜仲以豬腰為引進入腎臟，這時就像是給腎臟帶來優質的燃料以供暖，腰府這個「房子」很快溫暖和煦、氣血通暢，腰酸、腰痛也就迎刃而解了。所以，名醫李東垣說它「功效如神應」。

很多人在一生中都有過腰痛的經歷，對於許多人來說，碰上腰痛，經驗是休息，或者找一塊膏藥貼上，再嚴重些就去找位按摩師按摩一下，然而由於腰痛背後的原因是多方面的，所以這些自我治療的效果也往往有天壤之別。

總結腰痛的原因，儘管有寒濕、風熱、挫閃、瘀血、氣滯、痰積等很多種，但最根本的原因在於腎精虧虛。為什麼呢？因為腰的兩側正是腎臟的位置，用中醫的話來說，叫「腰為腎之府」，就是說，腰好比是腎臟的房子或辦公室，因此只要是腎出了問題，最先感受到的自然也就是我們的腰了。

不僅腎臟附著於腰，而且與腎相表裡的膀胱、主生殖功能的器官，如女子胞等，也附著於腰。而且腎精所生的髓，所主的骨，也是腰的重要組成部分。因此，腰可說是腎臟功能的晴雨表、風向標，腰酸、腰痛、腰不能伸展或者彎曲，都可能與腎精虧虛有關，所以對於腰痛的治療，補腎是基本大法。

清代名醫程國彭曾經說過，大體而言，腰痛都屬腎虛，如夾邪氣必須祛邪，如無外邪只要補腎即可。這確實是經驗之談。臨床上腎虛腰痛，主要是勞累傷腎，或者久病腎氣不足，或者是性慾過度，損耗腎精，影響到腎的生髓作用，骨髓不充所引起。這種腰痛的特點是以酸痛為主，痛的程度不嚴重，在疼痛部位輕輕鎚擊或按揉以後便有舒服感，勞累以後腰痛加重，經常反覆發作，同時伴有兩腿軟而無力。

腎虛腰痛可分為幾種，其中偏於腎陽虛是常見的一種，它的表現除了腰痛以外，疼痛部位還有寒冷的感覺，我們經常稱之為冷痛，此外，還伴有手足不溫、面色發白、下腹部陣陣隱痛、舌質顏色淡等。一般老年人比較多見，表現經常是天氣還不太冷，他們就穿上了棉衣，否則腰痛更加厲害。

對於這種腰痛，可採取什麼樣的保健措施呢？用豬腰與杜仲一起燉煮，無疑是最簡單的保健措施之一。

金元四大醫學家之一的張從正，據說曾被一個叫做趙進道的患者請去看病。這個人得的就是腰痛病，當時已經請醫問藥看了一年多，仍然沒有好，生活起居十分苦惱。張從正一番望聞問切以後，認為他的病在於腎臟，於是就給它開了豬腰燉杜仲這個藥膳方，結果沒出幾日，這個患者就痊癒了。

這道藥膳為什麼能夠用於治療**腎陽虛型腰痛**呢？我們先來看藥膳中最主要的一味藥——杜仲。

杜仲樹是一種古老的樹種，是中國特有的「活化石」。中醫用杜仲樹的乾燥樹皮入藥，功效卓著，被人們譽為「植物黃金」，是一種很好的滋補之物。

從杜仲的生長習性來看，它喜歡陽光充足、溫和濕潤的氣候，同時它又能抵抗嚴寒，可見它身上儲存了較多的溫熱能量。加上其味微苦，可「益精氣」（《神農本草經》）等，所以這些溫熱的能量進入人體後，緩緩下沉進入腎臟，這時就像是給腎臟帶來供暖的優質燃料，腰府這個「房子」很快溫暖和煦、氣血通暢，腰酸、腰痛的問題也就迎刃而解了。所以，名醫李東杲說它「功效如神應」，《本草匯言》則毫不吝嗇地誇獎它：「凡下焦之虛，非杜仲不補；足脛之酸，非杜仲不去；腰膝之疼，非杜仲不除。」可見用杜仲治療腰腎之病的確確是一個幾千年不動搖的硬道理。

綜觀這個食療方，豬腰長於補腎，腎強則腰壯。加上杜仲性熱，胡椒辛溫宣通、散寒止痛，治療腰膝酸痛的效果甚好。如果有些人怕冷比較嚴重的話，還可以加入適量的酒來溫經散寒、活絡止痛，功效又可增加不少。

注意，杜仲有生製、炒製之分，一般藥店賣的是炒製的，藥性更容易析出。如果是生的，自己回家炒製一下，一邊炒一邊掰開看看，直到折斷的時候斷面沒有細絲即可。有的豬腰會有腥味，所以在燒豬腰時加入適量黃酒，有些人比較敏感，會覺得非常腥，再稍微放一些醋，就可以清除豬腰的全部腥味了。

需注意的是，由於杜仲、胡椒熱性較大，所以很適合治療年老體弱精虧、陽虛怕冷體質之人的腰病，而那些伴隨陰虛燥熱、性功能亢進等「火大」現象的腰病患者，則不宜食用。

除了食療之外，還可以採用一些輔助方法來防治腰酸、腰痛，其中搓後腰是比較容易的方法。搓腰的時候，我們可以採用一般自然坐姿，先將兩手掌心對搓，搓熱後放在兩側後腰部，交替做上、下搓腰一百到二百下，每天做3～4次，二週後就會有明顯的效果。為什麼要這樣搓腰部呢？前面已經講過，腰為腎之府，而且，這裡是膀胱經、腎經承上啟下的樞紐，分布很多重要的穴位，所以搓腰對於提高腎臟功能具有非常重要的作用。

有人覺得搓的次數太多，怕堅持不下來。其實很容易堅持，比如看電視的時候、插播廣告的時間就可搓腰。睡前泡腳的時候，也別讓兩手閒著。而且搓的時候腰部會覺得暖暖的，很舒服，然後你很快就會把這個保健方法當

豬腰燉杜仲

材料：杜仲 15 克，豬腰 1 個，胡椒及鹽各適量。

做法：把杜仲洗去灰塵雜質；將豬腰平面切開，放入開水中焯一下，撈出切成幾片。然後將杜仲、豬腰及胡椒一同放入燉盅內，注入適量清水，蓋上盅蓋，燉煮 2～3 小時後，以少許鹽調味，即可食用。

成一種習慣了。

前面程國彭先生講過，**腰痛除了治療腎虛之外，還需要祛邪**。邪有多種，例如寒濕引起的腰痛，通常由夏日貪涼、受露、淋雨等誘因引發；且疼痛與天氣變化相關，遇到陰雨連綿就容易發作加重。又如濕熱引起的腰痛，常常伴有發熱感、小便量少顏色偏深、舌苔黃厚等現象。再如瘀血引起的腰痛，通常有外傷史，其表現常常是腰痛位置很固定，輕則身體屈伸不便，重則痛得不能動彈，舌質呈暗紫色或者有瘀斑。所以補腎的時候，需要仔細觀察一下自己的情況，否則治療的效果可能會受到影響。

另外，不可不知的是，由於腰痛背後的原因很複雜，有些可能已經超過了中醫食療保健的範疇，所以，必要時需要去醫院檢查，比如尿液常規檢查，先排除泌尿系統是否有問題；拍個片子，看看脊椎有沒有異常；女性腰痛，還需要做婦科方面的檢查等。總合來說，中西相互為用是比較明智的。

✦ 小兒腎精不足發育慢

中醫稱兒童發育不良為「五遲」，即立遲、行遲、發遲、齒遲和語遲。其中立遲、行遲、齒遲往往偏重於肝腎不足；發遲則偏於腎氣不足、氣血兩虧；語遲則還與心氣不足有關。對於肝腎不足的兒童，最簡單的食療就是海帶燒排骨。此外，捏脊也具有很好的輔助治療作用。

二〇〇〇年，聯合國在一項報告中指出，亞洲有1.4億多的兒童發育不良。這些兒童在關鍵的少年時代所造成的身高缺陷和體重不足是永遠無法彌補的。這將導致他們學業不佳，疾病纏身，一生中的社交能力和行為能力都比較低。而發育不良的女童，未來做母親後更容易生出不健康的嬰兒，影響後代的成長。

因此，兒童的發育情況成為了家長最關心的問題，而中醫在這方面的研究也十分細緻，將**兒童發育不良分為「五遲」**，**即立遲**、**行遲**、**發遲**、**齒遲和語遲**。衡量兒童是否健康、發育是否良好，可以透過這五個方面來觀察：

那麼，兒童發育不良背後的原因是什麼呢？中醫認為，主要還是因為先天腎精不足。現代社會物質豐富，營養本不缺乏，然而很多父母卻不懂得保養自己，導致孩子生下來腎氣不足，發育不良。西醫不懂得這個道理，就籠統概括為遺傳。其實翻開清代欽定的醫學教科書《醫宗金鑑》，其中〈幼科心法要訣〉一章，就可以看到：「小兒五遲之證，多因父母氣血虛弱，先天有虧，致兒生下筋骨軟弱，行步艱難，齒不速長，坐不能穩，要皆腎氣不足之故。」

在中醫的五遲之中，如果再細分一下，其中**立遲、行遲、齒遲往往偏重於肝腎不足；發遲則偏於腎氣不足、氣血兩虧；語遲則還與心氣不足有關**。由於五臟之間有著相互滋生、相互制約的關係，所以往往一個發育不良的兒童身上，會同時出現多種症狀。

其中肝腎虧損的具體表現是：發育遲緩，如立遲、行遲、齒遲，面色無華，頭髮稀疏，囟門遲閉，形體消瘦，這樣的兒童適合吃一些滋補肝腎的食物，而不宜吃那些辛溫或溫燥的食品，這裡為大家推薦一道食療方，就是「海帶燒排骨」。

海帶燒排骨是餐桌上的一道常見菜，一般人只知道海帶含有大量的碘，排骨味道鮮美，而營養學家則說海帶是典型的「鹼性食品」，排骨是「酸性食品」，兩者組合起來，能使人體達到「酸鹼平衡」，這可以稱之為現代醫學的「陰陽平衡」。那麼，中醫為什麼認為這道菜可以滋補肝腎呢？

海帶生長在海邊，而它最適宜的生長環境是在低潮線下2～3公尺的巖石上，這裡低濕，卻又是海水與陸地的陰陽交接處，所以雖然性寒，卻只是微寒。海帶長期受到海水的沖刷和滋養，所以其味鹹也就很容易理解了。此外，它的顏色多是綠色，可以對應人體的肝臟。所以中醫總結它的特點是：味鹹，微寒，可入腎、肝經。

值得一提的是，海帶是一個俗名，中醫入藥時的學名叫做「昆布」。這個名字很奇特，其實只是古人口耳相傳過程中的諧音。據李時珍書中介紹，昆布，本來發音是「綸（關）布」，因為海帶和「羽扇綸巾」諸葛亮帽子後面垂的布條很相似，所以曾經叫做「綸布」，後來慢慢地就發音叫做昆布了。

排骨不僅味道好，重要的是集豬瘦肉、豬骨和骨髓於一體。其中，豬骨性溫，味甘、鹹，可以入胃、脾和腎經，有補脾氣、潤腸胃、生津液、補中益氣、養血健骨的功效。兒童經常喝排骨湯，可以及時補充人體所必需的骨膠原等物質，增強骨髓造血功能，有助於骨骼的生長發育，成人常喝則可以延緩衰老。無獨有偶，據說日本著名的長壽縣沖繩縣，當地漁民常吃的一道菜就是「海帶燒排骨」。他們說吃了以後「身體從裡到外都暖和了，人也有勁了」，可見這道菜補腎功效卓著。

綜合來看，這道菜中**排骨益氣健脾**、**補腎生髓通腦**，**海帶則滋陰補血**，不僅有助於小兒生長發育，同時與腦的發育和功能完善有密切關係，所以非常適合治療肝腎虧損型五遲證。

由於兒童脾胃虛弱，在食療的同時，家長也可以對其做一些輔助的按摩療法，這就是「捏積」。捏積本為「捏脊」，因為對小兒疳積很有效果，所以也叫捏積。在兒童疳積諸病之中，有一種腎疳，說的就是先天腎精不足、後天失調而引起的發育不良症候群。

捏積曾經是一種兒童常用的保健手段，如今卻被很多家庭遺忘了。它的原理與經絡學說密切相關，因為背部為陽，脊背則在背部的正中，是督脈經行的地方。督脈一方面統帥全身陽氣，一方面又連接全身陰氣，所以拿捏這個部位，可以協調陰陽。同時，這裡又是膀胱經循行的地方，肺俞、心俞、脾俞、腎俞、胃俞等等臟腑俞穴也在這個部位。所以捏積療法是透過疏通督脈和膀胱經，達到疏經通絡、調理氣血、治病強身的目的。

具體方法是，讓孩子趴在床上，雙手疊放於頷下，雙腿伸直，露出整個後背。家長從後面將雙手放在孩子脊椎的左右兩側，從孩子骶尾部開始，把皮膚捏拿起來，然後沿著脊椎兩側，自下而上，一直捏拿到脊背上端的頸根部為止。捏完一遍之後，可根據孩子的感覺再捏拿幾遍。捏完以後，家長應立即給孩子穿好衣服，避免著涼。

捏積時，用力要適度，捏的肉太多，孩子會感到疼痛，捏的肉太少又容易滑脫，影響效果。一般略為肥胖的孩子，可以適當捏多一些，瘦的孩子則要少捏一些。總合來說，捏的皮膚高度在0.5～1公分之間，較為合適。

每天早晨起來或者入睡之前捏積三遍、六遍或者九遍，具有促進小兒生長發育，增強身體抗病能力的作用。家長也會欣喜地發現，孩子精神好了，胃口好了，人也變得聰明活潑。

海帶燒排骨

材料：新鮮排骨500克，海帶乾品100克，蔥、薑、鹽、糖、醬油適量。

做法：先將排骨用熱水淋洗1遍，去掉汙漬，然後剁成小塊；海帶放到水裡浸泡至柔軟，刷去上面的泥沙，清洗乾淨後再撈出切絲。一切準備就緒之後，在鍋裡放入水和排骨，大火燒開，小火煮1～1.5小時。然後加入海帶絲，煮30～40分鐘後，加入鹽和醬油等調料，繼續用小火燉煮收湯即可。

✦ 五更瀉也是腎虛

腎陽屬火，脾則屬土，老年人腎陽虛，火不能生土，容易產生五更瀉等脾胃問題。所以五更瀉的人，不僅要補脾胃，同時應當注意「補火」，多吃熱性食物，少吃寒涼的食物，「荔枝淮山蓮子粥」就是這樣一道食療方。

秋天來了，天氣漸漸變涼，一些老人會新添一個問題，就是每到黎明的時候，肚臍周圍就會隱隱作痛，必須馬上去廁所，瀉完之後就好了。如果到醫院檢查，往往又查不出什麼，使用一般止瀉藥也如石沉大海，沒太大效果。這種病的時間性很強，民間俗稱「五更瀉」、「雞鳴瀉」。中醫認為這種病與腎陽虛有很大的關係，所以叫做「腎瀉」。很多患者第一次聽說的時候，立刻睜大了眼睛：「什麼？腹瀉也是腎虛？」確切來說，五更瀉與脾腎陽虛有關，其中脾虛比較好理解，那腎虛是怎麼回事呢？

中醫認為，腎陽和寒邪之氣會隨著一天之中的陰陽二氣消長而變化。白天為陽，夜晚為陰。傍晚至夜半，陰氣漸漸增強，這個時候，陰氣獨盛，人體猶如冬天，陽氣處於蟄伏潛藏的狀態，沒有升發之氣來與邪氣抗爭，這個時候腸胃陰氣占上風，所以大腸表現平靜。而從夜半至黎明，陽氣漸漸滋長，此時腎中元陽，從夜半開始萌生推動，到五更的時候更是可以調動各種陽氣一起上升。一個人如果腎陽虛衰，夜半陽氣十分微小，無法推動陽氣上升，而這時陰寒之邪凝聚更重。到五更的時候，身體虛衰的腎陽終於積累到可以上升的程度，卻遇到寒凝之邪的遮蔽，於是互相搏擊，導致小腹作痛。然而，最終因身體陽衰，不能戰勝寒凝，寒邪占了上風，腎陽上升之勢反轉為下降，成為腹瀉。不過隨著白天的到來，人體陽氣猶如援軍不斷遞增，陰寒之邪被驅散，所以白天不會發生腹瀉。從季節上來看，秋天漸漸陽消陰長，日短夜長，人體受這種大環境的影響，五更瀉出現的頻率也就高了。

老年人陽氣虛衰，是腎瀉的常見人群，由於這類腹瀉往往積年累月，對人的身體消耗很大，給老人帶來很大煩惱，食療上不僅要補脾，還要補腎，這裡推薦的是「荔枝淮山蓮子粥」。

荔枝味道鮮美，入口甜滑滋潤，偶爾帶些酸味，可以入肝、脾經，據此中醫稱荔枝「最益脾肝精血」。中國荔枝栽培歷史悠久，最早的記載見於漢代的《上林賦》，文中的「荔枝」名叫「離支（枝）」，意為「離枝即食」或「不能離其本枝」。因為其保鮮十分困難，所以在古代十分珍貴。然而讓荔枝美名遠颺的則是因為楊貴妃的「代言」，據《新唐書·后妃·楊貴妃傳》：「妃嗜荔支，必欲生致之，乃置騎傳送，走數千里，味未變已至京師。」根據民間傳說，楊貴妃雖然深得唐明皇寵愛，卻因為有口臭的毛病，生怕失寵，於是花重金請御醫診治，御醫認為她脾虛，為她開了一個食療方，就是吃荔枝。楊貴妃試用之後，口臭果然減輕，所以不惜一切代價，勞民傷財地命人運送荔枝。

俗話說，「一把荔枝三把火」，荔枝生長在南國，又位於樹上，具有陽火之性，所以性溫。黃元御的《玉楸藥解》稱「陽敗血寒，最宜此味」，《泉州本草》說它可以「治老人五更瀉」，可見溫補的效果顯著。有人問，鮮荔枝可以嗎？從藥性來講，《玉楸藥解》認為荔枝乾品性味有所減退，不如鮮荔枝藥性強，但是「氣質和平，補益無損，不至助火生熱，則大勝鮮者」。對於老人們來講，還是用乾品更好。由於荔枝畢竟屬於甘溫之品，古代醫書說：「多吃則發熱」，容易引起牙齦腫痛，或者鼻出血。因此在服用荔枝淮山蓮子粥的時候，可以根據服用效果，3～5天一個療程，中間間隔幾天再服用。

淮山是山藥的一種，因為產自安徽的藥性最好，所以稱為淮山。它性味甘溫，可入肺、脾、腎經。《本草綱目》認為其可以「益腎氣，健脾胃，止泄痢」。蓮子性味甘平，可以入心、脾、腎三經。古人認為經常服食蓮子，可以祛百病，因為它「享清芳之氣，得稼穡之味，乃脾之果也」。同時，蓮子不僅是植物的種子，而且是一種堅果，對腎的固澀能力很強。新鮮蓮子性平，乾蓮子接受日曬時間較長，所以性溫。中醫經常用乾蓮子與山藥搭配，李時珍也說蓮子「得茯苓、山藥、白朮、枸杞良」。

荔枝、蓮子、淮山藥都能入脾，其中荔枝、蓮子性溫，山藥、蓮子入腎，加上補脾的粳米，可以很好地溫補脾腎，很適合五更瀉老年患者食用。

值得一提的是，**用補腎的方法來治療五更瀉，中醫稱為「補火生土法」**，源於南宋名醫許叔微。他曾經遇到一個患者，完全吃不下東西，醫生們按脾虛來治療，給他吃了很多補脾的藥，都沒有效果。後來請許叔微來治療，他認為這個病不可全做脾虛治療，因為腎的真陽之氣虛弱，也會造成脾弱不能消化飲食而食慾不振。按中醫五行學說，腎雖然屬水，但就其內部來說，腎陽又屬火，脾則屬土，腎陽虛的人，火不生土，容易產生脾胃疾病。為了說明這個道理，他打了一個比方，就好像是鍋中放了水和米，下面火太小，雖然燒個不停，但也煮不熟飯。後來患者吃了許叔微的藥果然好了。所以五更瀉的人應當注意「補火」，多吃熱性的食物，少吃寒涼的食物。

不過《中醫內科學》指出，五更瀉不一定都是腎虛，只有把握以下幾條才能診斷。

①五更瀉已經持續出現較長時間，單用補脾方法效果不大者。

②時間非常準，每天五更（3:00～5:00）就會腹痛、腹瀉，大便清稀，食

荔枝淮山蓮子粥

材料：乾荔枝 10～15 顆，淮山藥、蓮子各 10 克，粳米 30 克。

做法：把荔枝去掉外殼和核，和其他 3 味食材一起用適量清水熬粥喝。每天一次，連喝 3～5 天為一個療程。

物消化不完全。

③同時伴有四肢冰涼、怕冷不怕熱、腰膝酸軟等腎陽虧虛的症狀。

五更瀉的其他原因主要有「食積」、「酒積」等，患者留心一下自己的生活習慣，自然能夠辨別。

養精有道：不花錢的養腎方法

天有三寶，日、月、星；人有三寶，精、氣、神。其中，尤以精為基礎。正所謂「善保精者多高壽，過損精者必早衰」。所以，養精也就被提上日程。

說到養精，簡單可以概括為六個字：節慾、動養、食養。先說「節慾」。雖說「食色性也」，但洩精太過，就會洩掉人的精氣。《黃帝內經》有種觀點，叫「積精全神」，也就是說要把腎精蓄積在那裡，如此才能長壽。再說「動養」，就是透過特定的運動及經絡按摩來達到益腎填精的效果。此外，生活中的一些食物，如黑豆、黑芝麻、枸杞等也有補益作用。瞭解這些知識，就可以為您節省大筆開銷，經濟實惠地把身體調養好。

✦ 鹽是腎精的閥門，「鹽養生」的奧秘

風寒感冒的時候要低鹽，要停掉補腎藥食，否則感冒會遷延不癒；腐味屬腎，凡傷口潰爛，要

低鹽，否則傷口不容易癒合；南方人要低鹽，否則氣血宣發太過，不易長壽；北方人要稍微高鹽，否則身體不能防寒，個性也顯得笨拙……食療保健不可不知的「養鹽經」！

鹽，在生活中實在是再尋常不過了。古人云：「清晨開門七件事，柴、米、油、鹽、醬、醋、茶」，可見鹽的重要性。中國產鹽歷史十分悠久，早在神農時代，就有「宿沙氏煮海為鹽」的傳說，東漢《說文解字》則細分記載：**天然形成的鹽稱為「鹵」；人力加工而成的才稱之為「鹽」**。其中「鹵」在金文裡的形象，就是一個裝著鹽的鹽罐；而「鹽」則是一個人拿著鹽罐，並守著一個器皿，像是在製鹽。

鹽在調味品中號稱「百味之王」，是用得最多的調料。那麼，人為什麼要吃鹽呢？這是古人從肉食為主的狩獵時代轉向穀食為主的農耕時代所需。因為動物血肉裡面包含足夠人體所需的鹽分，而穀物本身不包含鹽分，所以吃鹽的需求就產生了。中國古代發現鹽池的記載大多和動物有關，比如「白鹿飲泉」、「牛舐地出鹽」、「群猴舔地」、「羝羊舐土」等，這都說明素食為主的動物是需要吃點鹽的。從中醫來講，腎是人體精氣的所在，而鹽是鹹的，鹹可以入腎，因此鹽的作用就是幫助打開腎精的閥門。**精生氣，氣生神，我們每天需要吃一定的鹽來調動腎中精氣，保障我們的生活正常有序地進行。**

鹽是腎精的閥門，如果用鹽太多，就容易透支腎氣。中國人都知道要補腎，都害怕腎虛，卻不知道低鹽飲食就是養腎的基本方法。比如老人低鹽可以預防腎性高血壓；孕婦低鹽可預防腎性水腫；另外，法國有「美女出深山，不出在海邊」的說法，就是說女性低鹽可以延緩皺紋的出現。而臨床上那些嚴重的腎病患者，都是嚴格限鹽的。一般患者，比如風寒感冒，如果不太嚴重，不論西醫還是中醫，都會告訴你多喝溫開水，多休息，飲食要清淡，實際上就是兩個字——低鹽。為什麼呢？中醫會告訴你，風寒感冒是「太陽病」，什麼是太陽病呢？人體有三陰三陽六條經，太陽經是人最皮表的經絡，每當外邪侵犯人體，太陽經是第一道防線，所以太陽病就是邪氣剛進入人體表層的疾病，而風寒感冒就是這樣一種病症。風寒邪氣如果停留在表層，只能從人體裡往外趕，不能從外往裡趕，比如喝薑湯、悶被子，就是扶陽氣，把邪氣往外趕。而鹽的性質寒涼，既不能增加陽氣，也不能促進陽氣的發散；加上味鹹入腎，太鹹就可能把風寒從表層的膀胱經趕到裡層的腎經，這樣一來只會加重感冒病情。所以感冒的時候要注意低鹽，同時要吃清淡的飲食，這就是古人說的「慎味」，也是養腎方法之一。有些家長看到孩子感冒不吃飯，還特意做一些肥甘厚味的香濃食物，這些食物都是含鹽量高的，孩子吃下去只會讓感冒越來越嚴重。對於成年人，風寒感冒時其他補腎食物都不要沾，因為入腎的補品都有可能把風寒引到身體裡面。日常正在進補的人遇到感冒也要停服，等好了以後再吃。

有個中醫朋友曾經和筆者講了一個奇特的事情，說過去雲貴川山區蟲蛇出沒，經常有農民、樵夫去找中醫治蛇咬傷，那老中醫立刻開幾劑解毒生肌的便宜藥，臨走前告訴他們，回去以後把鹽忌掉，過幾天再來，結果不用幾天，那人傷口不紅不腫不腐爛，好得差不多了。後來有錢人慕名而來，他就會開很貴重的藥物，送出門的時候說：「回去把醋忌掉。」結果過了幾天，那有錢人又來了，病情好了不少，就是傷口潰瘍尚未癒合，然後老中醫又給他開了一些藥物，送出門時說：「回去把糖戒掉。」第三次上門的時候，他就會說：「把辣椒戒掉。」如此反覆幾回之後，他才徐徐地說：「回去把鹽忌掉。」這回富人的傷口才算澈底好了。這位中醫的行為暫且不去評價，這裡忌這個忌那個，最關鍵的還是忌鹽。但治療蛇毒為什麼要忌鹽呢？《黃帝內經》指出：「北方黑色，入通於腎……其臭腐」，就是說腎對應的氣味是「腐味」，所以，像傷口等凡是腐爛一類性質的病變是與腎相關的。腎病需要忌鹽，「多食鹽則傷腎」，蛇傷引起的傷口腐爛患者，忌鹽幾天，再吃幾劑普通的中藥，傷口便很快可以癒合，原因就是這樣簡單。

關於腐臭味，不得不提臭豆腐，它的味道很多人難以忍受，但是有些人特別喜歡吃，這是為什麼呢？臭豆腐是豆製品，可以入腎，而經過人工方法腐熟以後，就變得很「精微」，很容易吸收，不僅能減輕腸胃負擔，並且很快入腎。全國很多地方有臭豆腐、醬豆腐佐餐的習俗，西方人吃的起司（乳酪），其中最有名的「白黴乳酪」、「藍紋乳酪」不僅「長毛」，還臭不可聞，並不因為西方衛生標準嚴格而被取締。不過腐乳製品終究鹽分較多，不宜多吃，一般作為早點點綴一下，或者磨成湯汁用來炒菜、拌菜，不再另外放鹽，這樣就不用擔心鹽過量了。

有人說吃的清淡是南方人的習慣，北方人不都吃得比較鹹嗎？這是因為腎精閥門大小受氣候的影響很大，這時候鹽就成了調節人體功能，適應極端氣候的食療必需品。南方天氣炎熱，氣血都被調到皮膚表面，精化氣的閥門開得偏大，體內腎精容易不足，如果再用高鹽把體內的元氣往外調，體內就會更虛，所以南方人吃得清淡。相反地，北方菜會偏鹹一些。過去北方冬季吃不到新鮮蔬菜，就得把菜用鹽醃起來吃，而且鹽還要多放，放少了菜會爛掉。而最重要的原因就在於，北方冬天寒冷，人體皮膚也很冷，氣血都保護性地固攝在體內，精化氣的閥門開得很小，所以北方人必須攝入稍高一些的鹽分，才可以開大他們體內的閥門，調出一些元氣來防寒。不過現代社會物質發達，南北都有空調和冰箱，飲食上的差異在變小，但還沒有完全消失。

說了這麼多，到底吃多少鹽才合適呢？一般的標準是：**每人每天鹽量在五克以內**，有高血壓病的應在四克以內。很多人覺得把握不好每天的量，沒法執行，有一個簡單方法，把自己家裡的人口數乘以五克再乘以三十天，這樣就得出一個月的用鹽克數，結果可能是一包鹽，也可能是半包鹽。然後做飯、醃肉、泡菜都從這些鹽裡取，這樣用到月底，如果大致差不多，說明你很低鹽，好好養了一個月腎；如果少了，說明你下月要加強鹽的控制了。此外，每次買鹽的時候記一下日子，用完以後，將鹽克數除以吃鹽的天數，再除以人口數，就得出人均每天吃鹽的數量。

「我吃的鹽比你吃的飯還要多！」這是中國成年人教訓孩子時常用的一句話，好像鹽吃得多是一件值得炫耀的事情，這實在是大錯特錯了。請記住，少吃鹽永遠是您養腎的長壽之道！

✦「活」字千口水，唾液是補腎養顏的真燕窩

《搜神記》中的宋定伯捉鬼是用唾液，道士捉鬼也要噴口水，這是因為唾液是腎的精氣所化，而精氣是人正氣的化身，所以能夠祛邪。從中醫來說，唾液分泌正常者心腎相交的功能必定很強。如果唾液缺乏，腎的精氣不足，心腎不交，人就容易生病。

三國時期，戰亂不息，瘟疫橫行，著名的文學團體「建安七子」也先後死了好幾位，就連一代梟雄曹操也不禁開始擔心自己的性命。當時有一個叫做皇甫隆的人，因為長壽被人們稱為「神仙」。曹操於是寫信向他請教：「聞卿年出百歲，而體力不衰，耳目聰明，顏色和悅，此盛事也。所服食施行導引，可得聞乎？若有可傳，想可密示封內。」（《與皇甫隆令》）曹操前後下過很多的「令」，態度從來沒有這樣客氣過。後來皇甫隆的回信送到，曹操急不可待地拆開，結果只有一個字「活」。曹操不由哈哈大笑，自解道：「千口水，組成一個『活』字。要活，要長生，就要在千

口水上做文章啊。」

不說不知道，「活」字的確是由「舌水」二字組成，可見口中津液對生命的重要性。口中津液包括涎、唾兩種。**清者為涎，為脾液；稠者為唾，為腎液**。中醫認為，唾液是人體「五液」之一。「五液」就是五臟所化生的津液。**五液之中，淚為肝之液，汗為心之液，涎為脾之液，涕為肺之液，唾為腎之液**。雖然五液各有所主，但由於腎為水臟，主一身的津液，所以五液的源頭都在腎臟。五味中腎與鹹味相對應，所以無論是眼淚、鼻涕還是汗液，都是鹹的，原因就在於此。

由於唾液是腎的精氣所化，中醫十分重視，認為唾液充盈者心腎相交的功能必定很強。唾液屬腎，有唾液的人，腎水往上走的功能良好。反之，如果總是口乾舌燥、上火的人，他一定是腎水上不來。眾所周知，**人體要健康，有一個感覺指標就是「頭涼腳熱」**。只有腎水上得來，人的頭腦才不會發熱；心火下得去，腳底才不會冰涼，所以唾液正常的人身體會比較健康。

如果唾液缺乏，腎的精氣不足，就容易生病。現代醫學上有一種疑難症叫做乾燥症，五液都會出現乾燥不足的情況，其中唾液不足最為明顯，這種病老年人特別多，口唇乾燥，十分難受，嚴重者說話也不舒服。一般醫生可能會認為唾液是津液，既然沒有唾液，那就是體內缺水、缺津液，於是就給他收斂、滋陰、補水，然而有時有效，有時卻不見效，甚至越滋陰越口乾。其實，**人的唾液不僅需要體內津液充足，還需要腎陽的氣化功能良好**。口腔在人體高處，唾液分泌需要借助腎陽來氣化、蒸騰，這樣才能夠把腎水帶上來。反之，氣化功能不好，腎陽不足，腎水上不來，下面水再多，還是口乾舌燥。因此遇到乾燥症患者，有時也需要辨證論治，從腎陽上下工夫。目前西醫對乾燥症的研究，棄人的唾液分泌功能於不顧，反而把主要思路集中在合成人工唾液上，至今仍沒有成功，可謂南轅北轍。一般人如果容易口乾，表現輕微的可以每天晨起和晚睡前嚼服枸杞十克左右，或日常用10～30克新鮮枸杞水煎服。枸杞性味甘平，可滋補肝腎、安神生津，對緩解口乾有一定功效。另外，紅棗也不錯，李時珍說「常含棗核令口行津液，咽之佳」。吃完紅棗後將棗核含在嘴裡，也有促進唾液分泌的作用。

那麼，健康人應該怎樣利用唾液呢？唾液和汗液、鼻涕、眼淚相比，不是直接排到體外，而是分泌在口腔，幫助消化食物。所以吃飯要細嚼慢嚥，讓唾液充分分泌，讓食物和唾液充分混合，這也是一種補腎行為。而且唾液屬腎，為先天之本，涎液屬脾，是後天之本，兩者相結合，更有利於養生。明朝的《昨非庵日纂》云：「吃飯須細嚼慢嚥，以津液送之，然後精味散於脾，華色充於肌。粗快則只為糟粕填塞腸胃耳。」

此外，**日常的唾液不要隨意吐出口腔外，而要吞嚥下去**。李時珍指出：「人能終日不唾，則精氣常留，顏色不槁；若久唾，則損精氣，成肺病，皮膚枯涸。故曰遠唾不如近唾，近唾不如不唾。」可見珍惜唾液可以養顏養精氣，而不珍惜唾液，容易引起肺病，皮膚也不好。所以我們每天清晨洗漱後，可以用舌尖微頂上顎，讓津液從下顎慢慢湧出，待充滿口腔後用舌攪拌，分幾次緩緩嚥下，這樣就可以養腎精、補肺氣。現在患糖尿病的人很多，他們的一個表現就是唾液少，容易口渴，每天要喝很多水。古代把糖尿病叫做「消渴症」，而特別口渴的病稱為「少陰病」，因為腎經的位置就在足少陰，所以**糖尿病的病因之一就是腎虛**，**而經常吞嚥唾液對腎虛型糖尿病具有一定防治作用**。還有，如果遇到胃痛、腹痛的情況，都可以用反覆吞嚥唾液來緩解。

除了吞嚥以外，唾液還可以外用。如果患有惱人的狐臭，用唾液反覆擦拭腋下，然後用指甲刮去腋下的汗垢，這時會發現狐臭味小了很多，不過會有一些口水的氣味，可以用溫水洗腋窩多遍，持續十幾天後就會收到明顯的效果。有些人選擇手術去狐臭，結果破壞了腋下汗腺，有時候還容易復發，不如唾液既簡單又安全。

唾液還可以用來滋養眼睛。唾液是精氣所化，而「五臟之精氣，皆上注於目」，所以一般可以在洗漱後，用新鮮唾液來清洗眼睛，或者用舌頭舔舔拇指的甲蓋，然後將唾液蘸在眼睛上，等其乾涸以後再用溫水洗淨即可，久而久之，會讓人的眼睛明亮有光，不容易疲勞，也不容易老化和昏花。不僅如此，中醫有一種「雲翳」證，黑眼珠上會長出一層薄薄的不透明組織，如雲如霧，會影響視力，過去的土方法就是每天讓人用舌頭舔幾遍，補足眼睛的精氣，將裡面駐留的邪氣驅散，患者的眼睛就能雲開霧散，重放光芒。這個方法對身體其他部位也有效，比如將唾液塗在面部可以養顏，塗在腫痛、傷口上還可以去火消炎。

很難想像，不起眼的唾液居然有這麼大的功效，可見我們對身體的瞭解還遠遠不夠。身體是一個非常和諧的自然機制，它比我們的頭腦更聰明，我們的頭腦總是想「有為」，想用自己的理念去抵制唾液，結果卻不是那麼健康；而唾液默默「無為」，從不排斥人，卻始終在體內發揮著巨大的作用。所以，**養生就是和自己的身體對話，讀懂自己的身體，適度無為，這樣才能活得健康**。

附録一

精氣盈虧對照表

精氣充足的常見表現
兒童
志向遠大，充滿朝氣和希望
智力正常，溝通能力強，不過分叛逆、偏激或自閉
囟門閉合正常，骨骼健康，個子長得高，長得快，體型不過於肥胖
牙齒健康，不生齲齒和蛀牙
視力正常，無近視、弱勢、散視等問題
筋骨彈性好，站姿坐姿端正，脊柱無側彎
排便、排尿的自理年齡較早

成人

積極進取，不易傷感或無病呻吟

意志堅強，能耐挫折和打擊，心理素質好，善處逆境

頭腦冷靜，自制力強，情緒穩定、平和，不易大喜大悲、大哭大鬧

精力旺盛，工作效率高，抵抗力強，不易生病

休息、睡眠質量高，精力、體力恢復快

口腔滋潤，唾液分泌正常，飲食喜清淡低鹽

頭髮烏黑濃密，富有光澤，生長迅速

牙齒堅固，白亮，不易脫落，不易生牙病

骨骼充實健壯，關節靈活，肌肉結實，肢體活動輕勁有力

脊椎健康無疼痛，腰部溫暖富有柔韌性，不易駝背

大小便性狀正常、排泄通暢，小便射程遠，富有弧度

長壽，到老仍然耳不聾眼不花，思維清晰，生活能自理

女子十四歲月經來潮，月經正常、有規律，成年後珠圓玉潤好生養，更年期來得晚，症狀也很輕微

男子十六歲遺精，成年後筋骨隆盛，性事強健，生育力強，老年仍具有良好的性能力和生育力

精氣不足的常見表現	
兒童	全身肌肉骨骼生長發育緩慢，身材比同齡人矮小、體格瘦弱、多病
	神情呆滯，智力低下，說話晚
	囟門閉合比較遲，頭髮生長慢，牙齒生得慢，換牙也慢
	骨骼萎軟，站立較遲，走路較遲，容易摔倒、扭傷或骨折，骨折不容易癒合
	夜間遺尿：嚴重的時候一晚上 2、3 次，顏色很淡量又多，睡得比較沉，不容易喚醒，醒來以後精神較差，面白無華，手腳比較涼，腰膝酸軟
	有小兒多動症傾向，全身不能自制，過分調皮，喜歡怪叫、做鬼臉或說髒話等，屢教而不改，平時任性衝動，學習成績不佳
成人	面色晦暗無光，面部黑、眼圈黑、腿部易腫
	頭髮發黃、乾枯，沒有光澤，脫髮、頭髮早白
	耳鳴、耳聾、聽力下降
	牙齒鬆動、容易脫落，牙齦易出血
	總是打哈欠，伸懶腰，思睡又失眠
	食慾欠佳，喜歡靠高鹽、辛辣、厚重的食物來提高味覺

成人
失眠、煩躁，睡眠質量很差
健忘，無法集中精神
身體機能早衰，查不出器質性病變，感覺老得快，精力越來越差，容易疲憊
自制力較差，小動作多，習慣抖腿、蹺腿、捻衣服鈕子等
煩躁、脾氣大，發完火覺得非常累、非常難受
小病多，無事低熱，免疫力下降，感冒、發熱，動不動就生病
腰膝酸軟，腰酸背痛，乏力，喜臥
精神恍惚、易走神，易發呆、反應越來越遲鈍
兩足痿軟，上樓梯容易被絆倒，動則易累，經常覺得身體疲軟
小便異常，夜尿頻多，點滴不暢或者點滴不出
大便不成形，老年人五更瀉
男子精液量少，精子數量少，不育，性功能減退，甚至陽痿、早洩，老年痴呆症發病早
女子閉經、不孕、性冷淡、性生活不和諧，性事後易失眠、頭痛、難受等，更年期提前，症狀比較嚴重，老年痴呆症發病較早

附錄二

氣血盈虧對照表

氣血充足的常見表現	
性格	情緒比較穩定，女子溫和，男子惇厚
	反應靈活，思維敏捷
	心理承受能力強，對新環境適應能力強
皮膚五官	皮膚潤澤少斑，少痘，少皮屑，毛孔細膩無疙瘩
	膚色明潤含蓄，白裡透紅，或者雖有五色之偏，但都含蓄有光澤
	唇色光潔滋潤，口咽不乾不燥，口腔無潰瘍
	牙齦飽滿不出血，牙縫緊致少有食物殘渣
	頭髮濃密烏黑亮澤，指甲光潔，半月環明顯
	目光炯炯有神，無黑眼圈，不易疲勞

肢體	四肢溫暖，頭涼腳熱，手心、腳心不燥熱
	骨骼關節、韌帶富有彈性，身體柔韌性好
	女子胸部豐滿，臀部寬大；男子肌肉結實，筋骨強健
	身材勻稱，胖瘦適中，或者胖而不臃腫、不浮腫，瘦而不弱，很有精神
生殖	女子月經週期很穩定，受外界影響很小，月經色量正常，無痛經
	女子正常受孕，妊娠反應較輕，產程順利，胎兒健康，產後乳汁豐足
	性生活和諧，面貌顯年輕，易獲長壽
其他	容易入睡，睡眠質量好，精力充沛
	心臟搏動有力，脈象勻速緩慢而有力
	汗液疏洩正常，無自汗、大汗或盜汗
	胃口好、食量適中，二便通調，消化吸收排泄功能良好
	身體素質好，不易感邪生病，即使有病，自癒力較強，多表現為表證、實證

氣血不足的常見表現	
血虛證	面色蒼白萎黃、皺紋過多、面部色斑
	頭昏眼花、眼睛乾澀、易疲勞、心慌少寐
	四肢麻木，指尖發麻、發抖
	大便乾燥、皮膚易長痘
	口唇蒼白、乾燥，褶皺很深，脫皮
	指甲沒有血色、指甲表面粗糙有橫紋，半月環稀少或者沒有
	脫髮、白髮，頭髮發黃、乾枯分叉
	耳鳴、耳聾、聽力下降，對嘈雜的聲音很敏感很煩躁
	關節疼痛，足後跟長骨刺，疼痛，受寒加重
	月經週期延長，月經量少色淡
	不孕，受孕易流產，產後乳汁不足

證型	症狀
血瘀證	面色淡白或晦滯發黑，身倦乏力，氣少懶言
	局部刺痛，痛處不能碰不能按，一般在肋間，位置固定，夜間比較明顯
	口唇、指甲顏色發青發紫
	明顯的皮膚紫斑，或者皮膚有像鱗甲一樣的斑塊，分布錯落有致
	腹部青筋暴露，或者皮膚出現不消退的紅血絲
	舌面上有紫色斑點，舌頭下面靜脈曲張如蚯蚓
	突起在體表的瘀血包塊，顏色青紫，腹內的包塊觸感比較硬，推移不動
	出血反覆不止，顏色紫暗，或夾有血塊
	大便色黑如柏油
	婦女血崩、漏血、經血淋漓不盡
血寒證	怕冷、畏寒
	手足冰涼或者小腹冷痛、抽搐，熱敷可以適當緩解
	皮膚發涼、顏色紫暗
	痛經、月經週期延長、經血顏色紫暗，夾有血塊
	口唇、舌頭青紫

血熱證

渾身烘熱，晚上比較明顯

一陣一陣的潮熱、口乾口渴、面部發紅或發熱

心煩、失眠，煩躁不安，不能自已，嚴重的時候精神狂亂不已、甚至神志不清、說胡話

各種出血顏色深紅，皮膚表面容易有過敏似的紅色斑疹顯露，甚至腫脹發炎

舌頭紫紅色，脈搏跳動較快

女人滋陰先養血，男人補陽要養精

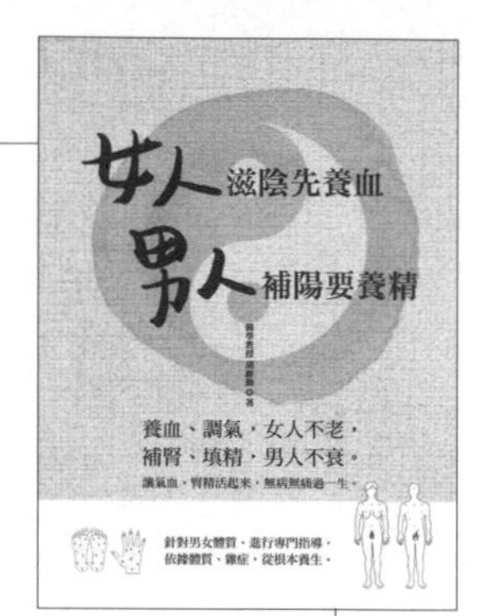

作　　者	胡維勤
發 行 人	林敬彬
主　　編	楊安瑜
編　　輯	黃谷光、林奕慈
內頁編排	張芝瑜
封面設計	陳語萱
編輯協力	陳于雯
出　　版	大都會文化事業有限公司
發　　行	大都會文化事業有限公司 11051 台北市信義區基隆路一段 432 號 4 樓之 9 讀者服務專線：（02）27235216 讀者服務傳真：（02）27235220 電子郵件信箱：metro@ms21.hinet.net 網　　址：www.metrobook.com.tw
郵政劃撥	14050529 大都會文化事業有限公司
出版日期	2018 年 10 月初版一刷
定　　價	350 元
I S B N	978-986-96672-3-4
書　　號	Health⁺126

Metropolitan Culture Enterprise Co., Ltd.
4F-9, Double Hero Bldg., 432, Keelung Rd., Sec. 1,
Taipei 11051, Taiwan
Tel:+886-2-2723-5216　Fax:+886-2-2723-5220
E-mail:metro@ms21.hinet.net
Web-site:www.metrobook.com.tw

◎本書由化學工業出版社授權繁體字版之出版發行。

國家圖書館出版品預行編目（CIP）資料

女人滋陰先養血，男人補陽要養精 / 胡維勤著.
-- 初版. -- 臺北市 : 大都會文化, 2018.10
256 面 ; 17×23 公分

ISBN 978-986-96672-3-4(平裝)

1. 中醫 2. 養生

413.21　　107014057

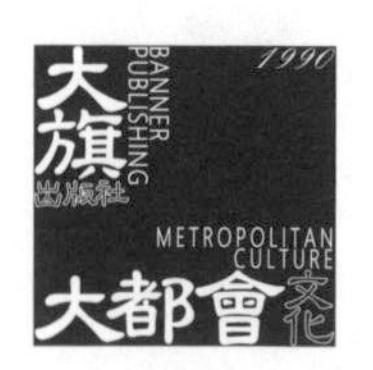

98-04-43-04

郵政劃撥儲金存款單

收款帳號	1	4	0	5	0	5	2	9	金額 新台幣（小寫）	億	仟萬	佰萬	拾萬	萬	仟	佰	拾	元

通訊欄（限與本次存款有關事項）

我要購買以下書籍

書名	單價	數量	合計

購書金額未滿600元，另加收60元國內掛號郵資或貨運專送運費。

總計數量及金額：共＿＿＿本，合計＿＿＿元

收款戶名：大都會文化事業有限公司

寄款人 □他人存款 □本戶存款

姓名

地址 □□□-□□

電話

主管：

經辦局收款戳

虛線內備供機器印錄用請勿填寫

◎寄款人請注意背面說明

◎本收據由電腦印錄請勿填寫

郵政劃撥儲金存款收據

收款帳號戶名

存款金額

電腦紀錄

經辦局收款戳

郵政劃撥存款收據
注意事項

一、本收據請妥為保管，以便日後查考。

二、如欲查詢存款入帳詳情時，請檢附本收據及已填妥之查詢函向任一郵局辦理

三、本收據各項金額、數字係機器印製，如非機器列印或經塗改或無收款郵局收訖章者無效。

大都會文化、大旗出版社讀者請注意

一、帳號、戶名及寄款人姓名地址各欄請詳細填明，以免誤寄；抵付票據之存款，務請於交換前一天存入。

二、本存款單金額之幣別為新台幣，每筆存款至少須在新台幣十五元以上，且限填至元位為止。

三、倘金額塗改時請更換存款單重新填寫。

四、本存款單不得黏貼或附寄任何文件。

五、本存款金額業經電腦登帳後，不得申請撤回。

六、本存款單備供電腦影像處理，請以正楷工整書寫並請勿摺疊。帳戶如需自印存款單，各欄文字及規格必須與本單完全相符；如有不符，各局應婉請寄款人更換郵局印製之存款單填寫，以利處理。

七、本存款單帳號與金額欄請以阿拉伯數字書寫。

八、帳戶本人在「付款局」所在直轄市或縣(市)以外之行政區域存款，需由帳戶內扣收手續費。

如果您在存款上有任何問題，歡迎您來電洽詢
讀者服務專線：(02)2723-5216(代表線)
為您服務時間：09：00～18：00(週一至週五)

大都會文化事業有限公司　讀者服務部

交易代號：0501、0502 現金存款　0503票據存款　2212 劃撥票據託收

大都會文化　讀者服務卡

書名：**女人滋陰先養血，男人補陽要養精**

謝謝您選擇了這本書！期待您的支持與建議，讓我們能有更多聯繫與互動的機會。

A. 您在何時購得本書：______年______月______日

B. 您在何處購得本書：____________書店，位於____________（市、縣）

C. 您從哪裡得知本書的消息：

1. □書店　2. □報章雜誌　3. □電臺活動　4. □網路資訊
5. □書籤宣傳品等　6. □親友介紹　7. □書評　8. □其他

D. 您購買本書的動機：（可複選）

1. □對主題或內容感興趣　2. □工作需要　3. □生活需要
4. □自我進修　5. □內容為流行熱門話題　6. □其他

E. 您最喜歡本書的：（可複選）

1. □內容題材　2. □字體大小　3. □翻譯文筆　4. □封面　5. □編排方式　6. □其他

F. 您認為本書的封面：1. □非常出色　2. □普通　3. □毫不起眼　4. □其他

G. 您認為本書的編排：1. □非常出色　2. □普通　3. □毫不起眼　4. □其他

H. 您通常以哪些方式購書：（可複選）

1. □逛書店　2. □書展　3. □劃撥郵購　4. □團體訂購　5. □網路購書　6. □其他

I. 您希望我們出版哪類書籍：（可複選）

1. □旅遊　2. □流行文化　3. □生活休閒　4. □美容保養　5. □散文小品
6. □科學新知　7. □藝術音樂　8. □致富理財　9. □工商企管　10. □科幻推理
11. □史地類　12. □勵志傳記　13. □電影小說　14. □語言學習（____語）
15. □幽默諧趣　16. □其他

J. 您對本書（系）的建議：

K. 您對本出版社的建議：

讀者小檔案

姓名：______________　性別：□男　□女　生日：____年____月____日

年齡：□20歲以下　□21～30歲　□31～40歲　□41～50歲　□51歲以上

職業：1. □學生 2. □軍公教 3. □大眾傳播 4. □服務業 5. □金融業 6. □製造業
7. □資訊業 8. □自由業 9. □家管 10. □退休 11. □其他

學歷：□國小或以下　□國中　□高中／高職　□大學／大專　□研究所以上

通訊地址：______________________________

電話：（H）______________（O）______________　傳真：______________

行動電話：______________　E-Mail：______________

◎謝謝您購買本書，歡迎您上大都會文化網站（www.metrobook.com.tw）登錄會員，或至 Facebook（www.facebook.com/metrobook2）為我們按個讚，您將不定期收到最新的圖書訊息與電子報。

女人滋陰先養血
男人補陽要養精

北區郵政管理局
登記證北臺字第9125號
免貼郵票

大都會文化事業有限公司
讀者服務部 收
11051臺北市基隆路一段432號4樓之9

寄回這張服務卡〔免貼郵票〕
您可以：
◎不定期收到最新出版訊息
◎參加各項回饋優惠活動